Elisabeth Lange

Bakterien für die Gesundheit

Probiotics

Mit nützlichen Milchsäurebakterien und Ballaststoffen die Darmflora sanieren und das Immunsystem stärken

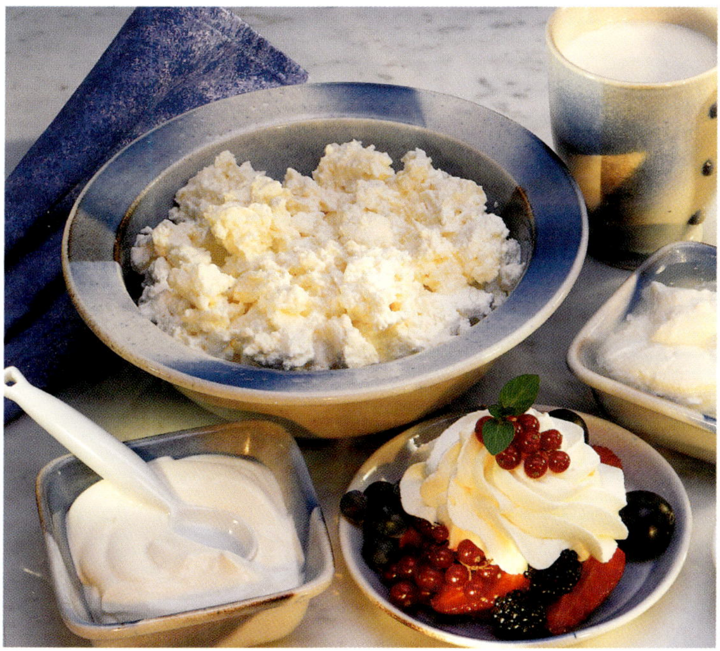

Südwest

Inhalt

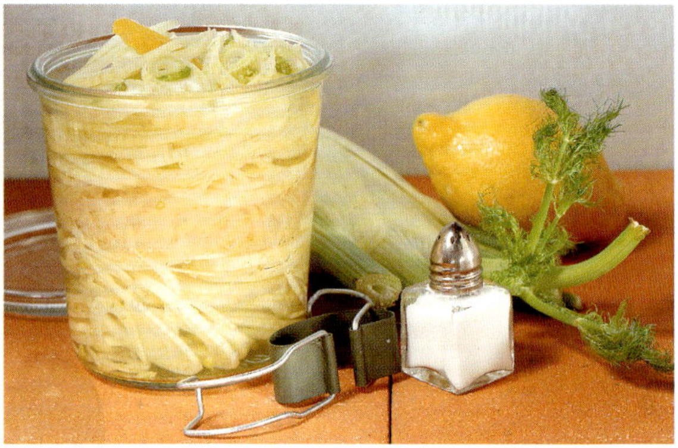

Milchsauer vergorener Fenchel strotzt nur so von Milchsäurebakterien.

Lebende Bakterien in Milchprodukten regen das Immunsystem an.

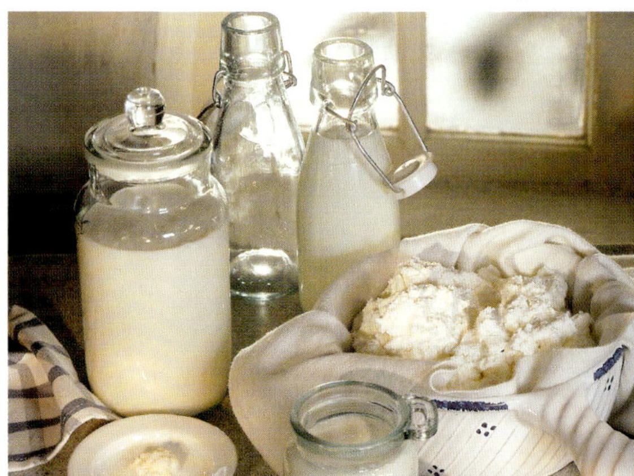

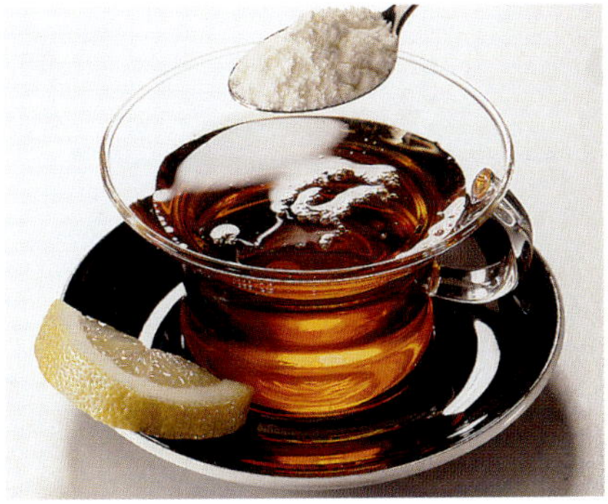

Milchzucker hat im Darm eine probiotische Wirkung.

Getreideprodukte enthalten das für die Mineralstoffaufnahme im Darm wichtige Inulin.

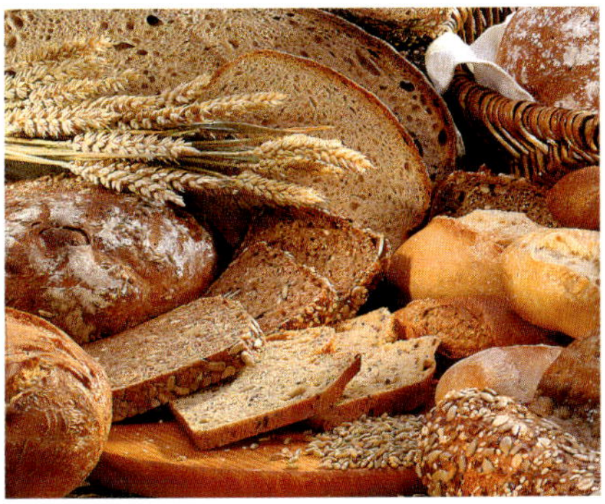

Köstliche Kuchen mit Inulin.

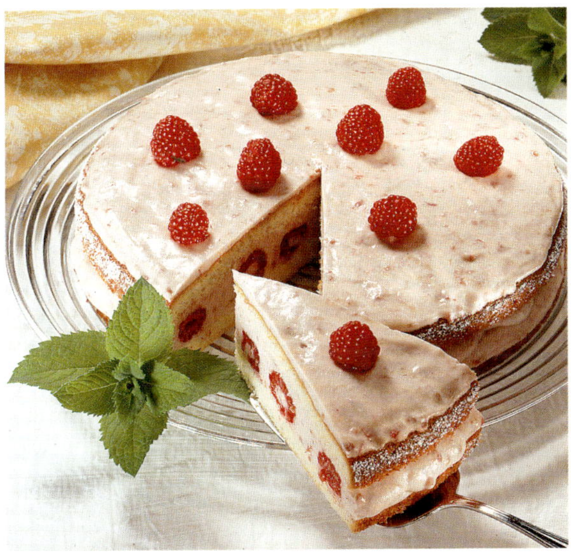

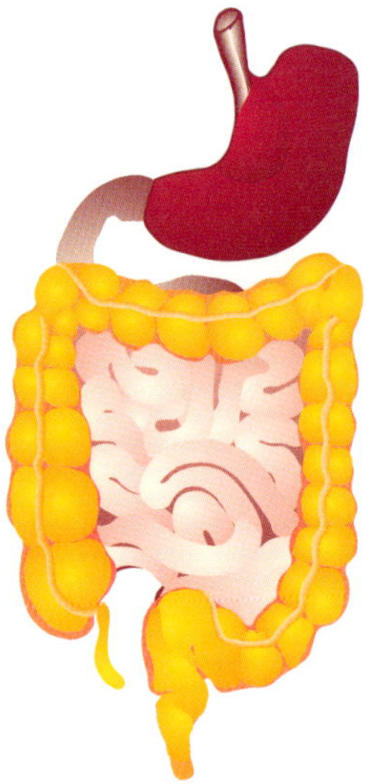

Das Immunsystem im Magen-Darm-Trakt ist für die menschliche Abwehrkraft von grundlegender Bedeutung.

Obwohl in der Volksheilkunde vieler Nationen schon seit langer Zeit auf die günstigen Wirkungen von milchsauren Produkten wie Joghurt und fermentierten Gemüsen hingewiesen wird, untersuchen Wissenschaftler erst seit wenigen Jahren systematisch, wie Milchsäurebakterien auf den Darm wirken.

Vorwort

Der Zeitgeist prägt auch die Wissenschaft. Vor mehr als 20 Jahren wollte einer meiner Kollegen in der Bundesforschungsanstalt für Ernährung die mikrobiologischen Vorgänge im menschlichen Darm untersuchen. Er erhielt damals keine Unterstützung für sein – wie uns schien – absonderliches Projekt.
Heute hat dieses Arbeitsgebiet Hochkonjunktur. Denn Biochemiker, Ärzte, Veterinäre und Ernährungswissenschaftler haben ein komplexes Ökosystem in unserem Bauch entdeckt, auf das unser Immunsystem angewiesen ist. Ein neues, in die Zukunft weisendes Forschungsgebiet hat sich aufgetan. An jedem größeren Forschungsinstitut im Bereich der Ernährungswissenschaften sind Experten dabei, die Funktionen des Darms und seiner Mikroflora zu entschlüsseln.

Wissenschaftler haben den Darm entdeckt

Dabei können sie durchaus auf altes Wissen zurückgreifen. Die biologische Konservierung mittels Milchsäurebakterien wurzelt tief in fernöstlichen Traditionen. Dort beschrieb die Volksmedizin schon vor Hunderten von Jahren die gesundheitlichen Vorzüge fermentierter Lebensmittel – lange bevor heutige Naturwissenschaftler mit Hilfe von Gensonden und Zellkulturen zu demselben Schluss kommen.

Prophylaxe statt Therapie heißt heute der Trend

Unter dem Eindruck der Erkenntnisse werden einige Bausteine der Nahrung neu bewertet. Und: Die Forschung zielt in eine neue Richtung: Prophylaxe statt Therapie, Vorbeugen statt Reparieren. Denn viele schwere Erkrankungen lassen sich mit der richtigen Ernährungsweise von vornherein verhindern. Dies ist entschieden die vernünftigste Art, unser marodes Gesundheitssystem sanieren zu helfen. Die Ergebnisse erfolgreicher Forschung nützen allerdings der Allgemeinheit nur dann, wenn sie – wie in dem vor Ihnen liegenden Buch – für den Alltag der Verbraucher zugänglich gemacht werden. Den Leser interessiert die Praxis. Er will wissen, was er täglich einkaufen, wie er kochen und essen soll. Denn hier hat jeder die Chance etwas zu tun und seine Gesundheit selbst in die Hand zu nehmen. Dieses Buch hilft dabei, ohne dem Leser wieder eine neue Diät einreden zu wollen. Schon kleine Veränderungen in der Ernährung können langfristig viel bewirken.

Die hektische Suche nach dem »Gift« in der Nahrung ist weitgehend vorbei. Heute forschen Wissenschaftler vor allem nach Schutzstoffen, die den Körper gegen Krankheiten und vorzeitiges Altern schützen.

Eine gesunde Ernährungsweise wirkt langfristig

Doch keine noch so gesunde Ernährungsweise wirkt so schnell wie eine Pille. In der Ernährungswissenschaft rechnen wir mit Zeiträumen von zehn bis zwanzig Jahren. Und das heißt konkret: Wer mit 30 gesund isst, bekommt mit 50 seinen Fitnessbonus.

Prof. Dr. Klaus O. Paulus

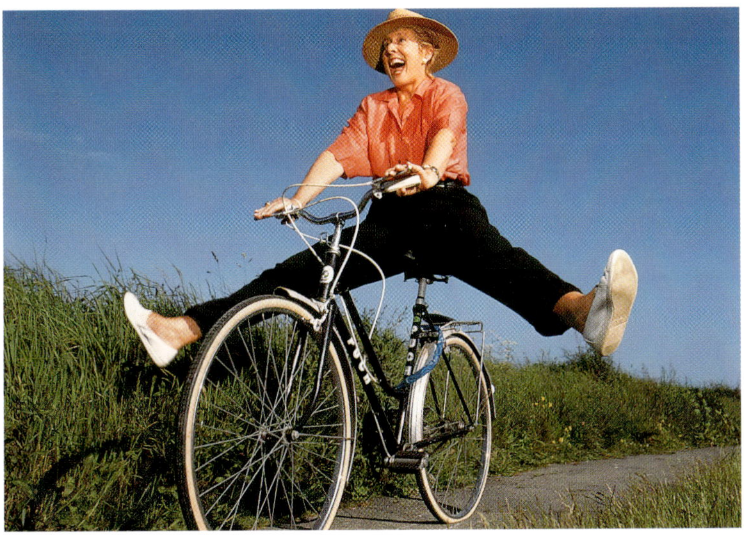

Eine gesunde Ernährung lohnt sich. Wer Jahrzehnte richtig isst, bleibt bis ins hohe Alter fit.

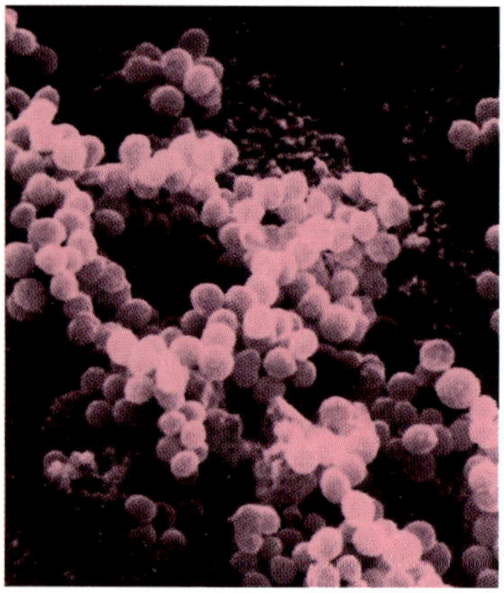

Milchsäurebakterien unter dem Elektronenmikroskop.

Gesundheit durch Bakterien?

Neue Erkenntnisse über die Darmflora

In letzter Zeit stürzen sich immer mehr Ernährungsforscher fasziniert auf das Immunsystem. Immuno-Nutrition heißt dieser junge Forschungszweig, der immer wieder unversehens bei den Funktionen des Darms landet. Jahrzehntelang hatten Mediziner und Ernährungsexperten den Dickdarm mehr oder weniger als simples Abfallrohr betrachtet, das die unangenehme Aufgabe erledigt, übelriechende Reste unverdaulicher Nahrung wegzuschaffen. Trotz vieler Hinweise auf die zentrale Rolle des Darms für die Gesundheit, die immer wieder aus der Erfahrungsheilkunde kamen, waren nur wenige Forscher neugierig genug, um sich genauer mit dem muskulösen Schlauch im Inneren unseres Körpers zu beschäftigen.

Abwehrkräfte aus der Darmwand

Der wichtigste Teil unseres Immunsystems hat seinen Platz im Darm. Ein ausgeklügeltes Abwehrsystem schützt unseren Körper vor Eindringlingen, die mit der Nahrung in unseren Darm gelangen.

Anfang der neunziger Jahre hatte sich der Trend gewendet, immer mehr Wissenschaftler interessierten sich für den Darm. Der Grund: Ein wichtiger Teil des menschlichen Immunsystems ist in diesem unpopulären Teil unseres Körpers angesiedelt. GALT (Abkürzung der englischen Bezeichnung: Gut-Associated-Lymphoid-Tissues) nennen die Experten das ausgeklügelte Abwehrsystem im Lymphgewebe der Darmwand, das unseren Körper vor der Invasion von Bakterien, Pilzen und Viren aus dem Darminhalt schützt. Drei Viertel aller Körperzellen, die Abwehrstoffe bilden, haben ihren Platz in den Falten der Darmwand

und produzieren unablässig Antikörper gegen Eindringlinge, die mit der Nahrung in unseren Darm gelangen. Hier entscheidet der Körper außerdem, welche Substanzen er toleriert und gegen welche Stoffe er Unverträglichkeiten oder Allergien entwickelt.
Haben die Boten des Immunsystems einen gefährlichen Eindringling im Nahrungsbrei entdeckt, schickt ein spezieller Teil des Lymphsystems (peyersche Plaques) Abwehrzellen in die Blutbahn, um die übrigen Schleimhäute des Körpers vor dem ertappten Eindringling zu warnen. Auf diese Weise können die Schleimhäute der Bronchien, der Harnwege und der Geschlechtsorgane blitzschnell Antikörper gegen ebendiesen Feind bilden. Dies ist übrigens auch der Grund, weshalb Schluckimpfungen wie etwa die Impfung gegen Kinderlähmung (Poliomyelitis) überhaupt wirken.
Mehr noch, nach neuen Erkenntnissen reguliert das Immunsystem des Darms auch unseren Schlaf. Damit es die Eindringlinge aus dem Darminhalt in aller Ruhe abwehren kann, schickt es uns jeden Abend über eine Kaskade von biochemischen Signalen ins Land der Träume. Experten erklären auch das extreme Schlafbedürfnis bei ansteckenden Erkrankungen so. Unser Immunsystem erzwingt dann auch tagsüber Passivität, um mit der Flut von angreifenden Mikroben fertig zu werden. Hindert man Tiere über längere Zeit am Schlaf, bricht ihr Immunsystem zusammen. Beim Menschen ist es vermutlich nicht anders.

Der Darm gilt nach neuesten Erkenntnissen als wichtiger Bestandteil unseres Immunsystems. Er sorgt mit seinem komplexen Netzwerk aus Abwehrzellen und Bakterien für einen gesunden Gesamtorganismus.

Japaner wissen mehr

Japanische Forscher beschäftigen sich schon seit Jahrzehnten mit den Zusammenhängen zwischen den Funktionen des Darms und dem Wohlbefinden der Menschen. Sie sehen sogar Zusammenhänge zwischen Langlebigkeit und einem gesunden Darm. Westliche Experten vermuteten deshalb noch vor einigen Jahren bei den tüchtigen Asiaten eine fixe Idee, sie spotteten, Japaner hätten es ständig mit dem Darm. Doch inzwischen sind genügend wissenschaftliche Arbeiten aus dem Japanischen ins

Englische übersetzt worden, um auch hier zu Lande klar zu machen, wie wichtig es ist, die bis heute geheimnisvollen Vorgänge zwischen der Darmschleimhaut, den dort lebenden Mikroben und den Mechanismen unserer Abwehrkräfte zu ergründen. Schließlich alarmierte der Zusammenhang zwischen geringem Verzehr von Ballaststoffen und hohen Darmkrebsraten auch die europäischen Forscher, sich mit den Funktionen des Darms vertraut zu machen.

Von der Lebensgemeinschaft mit den Darmbakterien profitieren nicht nur Säuglinge, auch die Gesundheit des erwachsenen Menschen ist auf das Zusammenspiel mit den Mikroben angewiesen. Symbiose nennen Biologen solche profitablen Freundschaften zwischen zwei unterschiedlichen Arten von Lebewesen.

Abwehrkräfte für Neugeborene

Bis zur Geburt ist der Darm des Menschen leer und keimfrei. Doch schon in den ersten Lebensstunden besiedeln Bakterien vom Mund aus diese innere Grenze des Körpers zur Außenwelt. Jeder Säugling entwickelt dabei innerhalb des ersten Lebensjahres seine eigene individuelle Darmflora in der Schleimschicht der Darmwand. Bei gestillten Kindern wachsen dort vor allem Bifidusbakterien, die sich von den Resten der Muttermilch ernähren und ein günstiges saures Klima im Darm schaffen, das z. B. Fäulnisvorgänge unterdrückt. Inhaltsstoffe der

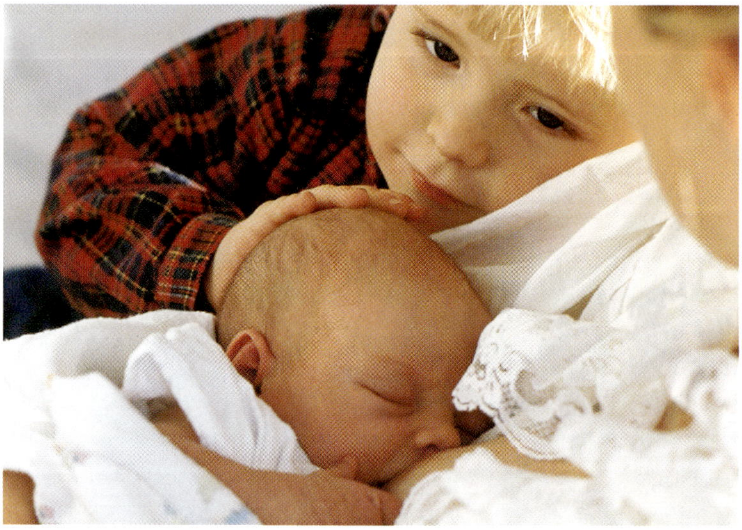

Durch die Muttermilch kann der Säugling eine gesunde Darmflora entwickeln.

Muttermilch ermöglichen diese gesunde Darmflora. Wissenschaftler konnten beweisen, dass gestillte Säuglinge seltener an Blähungen, Virusinfekten, Darmerkrankungen und Durchfällen leiden als Kinder, die mit gekaufter Säuglingsnahrung ernährt werden. Sobald gestillte Kinder mit Kuhmilch oder Brei ernährt werden, verändert sich die Zusammensetzung der Keimflora und enthält weniger vom freundlichen Bifidus als vorher.

Ewiger Kampf zwischen »Gut« und »Böse«

Unser Immunsystem kommt ohne die Mitwirkung der Darmbakterien nicht aus; nur wenn die rund 50 Quadratmeter große Schleimhaut des Dickdarms mit einer Vielzahl von Mikroben besiedelt ist, bleiben unsere Abwehrkräfte rundum fit. Experten schätzen, dass bis zu 500 verschiedene Arten von Bakterien im Dickdarm des Menschen zu Hause sind.

Rund 500 verschiedene Mikrobenarten leben allein im Dickdarm.

Die Bewohner der Darmschleimhaut lassen sich grob in drei Gruppen einteilen:

- **Die »Bösen«**

Sie lösen ansteckende Erkrankungen aus, geben Gifte ab (so genannte Endotoxine) und produzieren schädliche, zum Teil Krebs erregende Substanzen.

- **Die »Janusköpfigen«**

Doppelgesichtig wie der römische Gott der Torbögen können diese Keime für den Menschen sowohl positive als auch negative Eigenschaften annehmen. Sie können dem Körper also schaden oder nutzen.

- **Die »Guten«**

Diese Bakterien – bekannt sind vor allem Milchsäure- bzw. Bifidusbakterien – haben erfreuliche Eigenschaften. Sie fördern die Immunfunktionen und hemmen die »Bösen«. Sie gelten als lebensfreundlich, im Jargon der Wissenschaftler probiotisch genannt.

In unserem Darm tobt ein Krieg mit Chemiewaffen: Bakterien traktieren sich gegenseitig mit Gift.

Günstig ist also eine Darmflora, die zu einem möglichst hohen Anteil aus den »Guten«, also aus Milchsäurebakterien und Bifidusbakterien, besteht. So brav sortiert nach Gut und Böse geht es allerdings im wirklichen Leben nicht zu. In Teilen des Dünndarms und vor allem im Dickdarm sitzen die Bakterien vieler hundert Gattungen milliardenfach in dicken Schichten auf- und übereinander, ständig im Kampf um die besten Futterplätze. Die meisten Bakterien sondern Stoffe ab, die auf andere Bakterienarten giftig wirken. Fast immer sind es Eiweißbruchstücke (Peptide), die wie chemische Kampfstoffe von einzelnen Bakterienstämmen gegen andere benutzt werden. Erforscht wurde diese Art der Kriegsführung bisher nur im Labor der Forscher. Ob dies ganz genauso auch wirklich im Darm eines lebenden Menschen geschieht, ist zwar noch nicht bewiesen, aber nur wenige Fachleute zweifeln daran.

Probiotische Bakterien sind lebensfreundlich, also nützlich für unsere Gesundheit. Sie fördern die Immunfunktion und kämpfen gegen schädliche Bakterien und Viren.

Das geheime Leben im Darm

Heute versuchen Wissenschaftler in aller Welt, das komplizierte Ökosystem im Inneren unseres Körpers zu ergründen. Die Abläufe im Darm eines lebenden Menschen zu beobachten, erweist sich jedoch selbst mit ausgeklügelten Hightechmethoden als fast un-

Was eine gesunde Darmflora für uns tut

- Sie trainiert unser Immunsystem
- Sie neutralisiert Gifte im Nahrungsbrei
- Sie verhindert, dass schädliche Stoffe durch die Darmwand in den Körper gelangen
- Sie hindert Krankheitserreger daran, sich zu vermehren
- Sie macht es »bösen« Eindringlingen schwer, sich festzusetzen
- Sie produziert Stoffe, die vor Darmkrebs und eventuell auch vor entzündlichen Darmerkrankungen wie etwa Colitis ulcerosa schützen

möglich. Denn die Auswahl von Bakterien, die man in Stuhlproben findet, zeigt nicht unbedingt, was sich in den oberen Bereichen des Darms abspielt. Viele Forscher versuchen deshalb, mit Hilfe von Zellkulturen und Labortieren herauszufinden, was in den Tiefen des Verdauungssystems passiert.

Doch selbst mit den besten Methoden wird es wohl noch lange dauern, bis wir die Vorgänge im Darm vollkommen verstehen. Mikrobiologen befassen sich heute bei der Erforschung der Darmflora fast ausschließlich mit Bakterien, die in großer Zahl vorkommen. So kann es sein, dass die Wissenschaftler für unsere Gesundheit wichtige Bakterien noch gar nicht kennen, weil diese nur in geringen Mengen vorkommen oder weil sie an Stellen des Darms sitzen, an die wir mit den heutigen Mitteln noch nicht gelangen. Auch das Zusammenspiel der verschiedenen Bakterienarten ist erst unvollständig erforscht.

Im Darm des Menschen leben rund 10^{14} Mikroben, eine astronomische Zahl mit 14 Nullen. Das sind ungefähr zehnmal mehr als alle unsere Körperzellen zusammen.

Die Darmflora spiegelt den Lebensstil

Weil die Untersuchungsmethoden zu ungenau waren, glaubte man bis vor wenigen Jahren, dass unsere Darmflora vollkommen stabil und von außen kaum zu beeinflussen wäre. Doch inzwischen ist klar, was ohnehin jedem Laien einleuchtet: Die Darmflora reagiert deutlich auf äußere Einflüsse. Unsere vom Konsum belasteten Speisen und Getränke (z.B. Alkohol) spiegeln sich ebenso im Ökosystem des Darms wider, wie die Einnahme von Medikamenten oder das Trauma eines operativen Eingriffs. Eingedrungene Viren und Bakterien, die Durchfall auslösen, bringen die Darmflora vorübergehend total durcheinander. Auch chronische Erkrankungen und seelische Belastungen haben messbare Folgen. So spielen wohl auch Hormone eine Rolle. Beispielsweise fanden italienische Forscher bei Frauen in den Wechseljahren mehr schädliche Pilze und Bakterien in der Darmflora als bei jungen Frauen. In höherem Lebensalter verschwinden immer mehr nützliche probiotische Bakterien aus der Darmflora, parallel dazu lassen die Abwehrkräfte nach.

Antibiotika – Probiotika

Das Wort »Antibiotika« ist uns allen geläufig. Der Arzt verschreibt diese Medikamente gegen Erkrankungen, die von Bakterien ausgelöst werden (Infektionen). Vorbild aller Antibiotika sind Stoffe, die von Pilzen hergestellt werden, um ihre Konkurrenten, die Bakterien, zu töten. Das erste gebräuchliche Antibiotikum, Penizillin, stammt von einem Schimmelpilz. So viel zu Antibiotika.

Finnische Tierärzte erfanden »Probiotics«, um Salmonellen beim Geflügel zu bekämpfen. Leider hat dieses Beispiel hier zu Lande noch nicht Schule gemacht. Bei uns werden dem Tierfutter nach wie vor Antibiotika beigemischt.

Was aber sind Probiotika? Erfunden haben diesen Namen finnische Tierärzte. Sie gaben schon Anfang der siebziger Jahre lebende »freundliche« Darmbakterien ins Futter von Hühnern, um mit Hilfe der ungefährlichen Keime, schädliche wie etwa Salmonellen zu verdrängen. Ihre netten Mikroben tauften die finnischen Wissenschaftler in einer Mischung von Altgriechisch und Englisch »probiotics«, »die Lebensfreundlichen«, also eingedeutscht: Probiotika. Heutzutage kaufen finnische Geflügelmäster die nützlichen Bakterien und mischen sie ins Futter. Seither haben sie gesunde, gut gedeihende Tiere, die weitgehend frei sind von Salmonellen. Ein Glück für die Verbraucher in Finnland, sie müssen weder bei Eiern noch bei Hühnerfleisch mit einer Ansteckung durch Salmonellen rechnen.

Durch Probiotics – Eier ohne Salmonellen

Die Methode der Skandinavier, mit nützlichen Bakterien die schädlichen zu verdrängen, hat sich gegenüber den Praktiken unserer Tierexperten hier zu Lande als viel wirksamer erwiesen. Bei uns füttern die meisten Mäster gestresste Batteriehühner, Ferkel, Schweine, Rinder und Puten noch immer täglich mit Tiernahrung, der Antibiotika beigemischt sind. Die Futterhersteller nennen diesen Zusatz beschönigend Leistungsförderer. Salmonellenprobleme werden damit nicht gelöst. Das Bundesinstitut für Verbraucherschutz und Veterinärmedizin in Berlin befürchtet, dass Krankheitserreger durch die sorglose Dauerverwendung von Antibiotika im Tierfutter resistent, also gegen Antibiotika unempfindlich werden und dass in der Folge keine wirksamen Medikamente mehr zur Verfügung stehen. Immerhin findet man bereits bei etwa zehn Prozent der gesunden Menschen antibiotikaresistente Krankheitserreger in der Darmflora. Eine beängstigende Situation, wenn man bedenkt, dass schwere Infektionskrankheiten weltweit wieder auf dem Vormarsch sind.

Nützliche Bakterien halten Lebensmittel frisch. Probiotische Keime sollen lebend bis in den Dickdarm gelangen, um dort ihre gesundheitsfördernde Wirkung entfalten zu können.

Helfen Probiotics auch dem Menschen?

An eine einzige Gruppe von Bakterien knüpfen Ernährungsforscher heute ihre Hoffnungen, wenn es um heilsame Effekte für den Menschen geht: Sie interessieren sich fast ausschließlich für Milchsäurebakterien. Unter diesem Namen fassen Mikrobenfachleute alle noch so unterschiedlichen Keime zusammen, die eine Eigenschaft gemeinsam haben – sie produzieren Milchsäure. Die meisten werden seit Jahrtausenden traditionell zur Herstellung von Lebensmitteln verwendet. Mit einem Wort, sie sind eigentlich alte Bekannte und unsichtbare kleine Helfer bei der Herstellung von Joghurt, Sauerkraut und Salami, von eingelegten Oliven und Gurken. So machten z. B. noch unsere Urgroßmütter einen Teil des im Garten geernteten Gemüses haltbar, indem sie es mit Salz zum Gären brachten. Sie nutzten dabei die überall vorhandenen »wilden« Milchsäurebakterien, die sich ganz von selbst in den Fässern und großen Gärtöpfen niederließen und so viel Säure produzierten, dass andere Keime wie beispielsweise Fäulniserreger keine Chance mehr hatten, das Gemüse zu verderben. (Mehr darüber, siehe Seite 28, »Milchsaures Gemüse«)
Ist also das Thema »Probiotics« nur alter Wein in neuen Schläuchen oder gibt es brandneue Erkenntnisse über die gesundheitlichen Wirkungen der nützlichen Bakterien? Immerhin galten Lebensmittel, die mit Hilfe von Milchsäurebakterien hergestellt werden und lebende Kulturen dieser Mikroben enthalten, schon

immer als gesundheitsfördernd. Doch das neue Wort »Probiotics« bezeichnet heute vor allem in Lebensmitteln vorkommende Bakterien, deren besonderer Vorzug sein soll, dass sie den schwierigen Weg durch Magen und Dünndarm lebend überstehen und dann im Dickdarm wirken.

Probiotische Keime werden neuerdings Lebensmitteln zugesetzt. Sie sollen sogar lebend bis in den Dickdarm gelangen und dort ihre positive Wirkung entfalten können.

Altes Wissen – lange vergessen

Schon zu Beginn unseres Jahrhunderts beobachtete der russische Naturwissenschaftler Elie Metschnikoff, dass bulgarische Bauern überdurchschnittlich alt wurden und dabei – wie wir heute sagen würden – topfit blieben. Weil die Bauern täglich große Mengen Joghurt aßen, schloß Metschnikoff auf einen Zusammenhang zwischen ihrer Langlebigkeit und der für die damalige Zeit ungewöhnlichen Ernährungsweise. So schrieb er bereits im Jahr 1908, dass der Mensch durch fermentierte (milchsaure) Lebensmittel, die roh gegessen werden, seit undenklichen Zeiten gigantische Mengen von Milchsäurebakterien

Darmkrebs – nur Vorbeugen hilft

Jedes Jahr erkranken rund 60 000 Menschen in Deutschland an Darmkrebs, Tendenz steigend; über 300 000 Menschen sind zurzeit wegen dieser bösartigen Erkrankung in Behandlung. Doch Ärzte können kaum helfen. Ihre einzige Therapie: Sie schneiden den Tumor heraus. Die Hälfte der Patienten mit Dickdarmkrebs stirbt an dieser Krankheit, bei einem Tumor am Enddarm sind es sogar zwei Drittel.
Allein Vorbeugen hilft also. Wer auf Dauer wenig Fett und Fleisch, dafür reichlich ballaststoffreiche »Grobkost« auf den Tisch bringt und öfter einmal fermentierte Lebensmittel mit lebenden Milchsäurebakterien isst, kann sein Risiko, an Darmkrebs zu erkranken, erheblich senken.

in seinen Verdauungskanal gelangen lässt und auf diese Weise, ohne es zu wissen, die schädlichen Folgen von Verwesungsvorgängen im Darm verhindert. Für seine Forschungen auf dem Gebiet der Immunologie erhielt Metschnikoff den Nobelpreis für Medizin, den er mit dem deutschen Bakteriologen Paul Ehrlich teilte. Obwohl er ein angesehener Wissenschaftler seiner Zeit war, gerieten seine Erkenntnisse in Vergessenheit. Er war wohl einfach zu früh dran damit. Erst mehr als 50 Jahre später, als die Forschung die gesundheitlichen Wirkungen der unterschiedlichen Ballaststoffe bei der Vorbeugung gegen Darmkrebs erkannte, entsann man sich der Erkenntnisse von Metschnikoff über die Darmflora.

Nützliche Milchsäurebakterien – ein alter Hut! Wir verwenden sie bereits seit Jahrtausenden beispielsweise beim Sauerteig fürs Brotbacken, beim Einlegen von Oliven und bei der Herstellung von Käse.

Wie Milchsäurebakterien wirken

Obwohl in der Volksheilkunde vieler Länder schon seit langer Zeit auf die günstigen Wirkungen von milchsauren Produkten wie Joghurt und fermentierten Gemüsen wie etwa Sauerkraut oder Kimchi hingewiesen wird, untersuchen Wissenschaftler erst seit wenigen Jahren systematisch, was Laktobazillen (Milchsäurebakterien) für die Gesundheit tun können. Immerhin beweisen die ersten großen Studien am Menschen, dass der regelmäßige Verzehr von Lebensmitteln mit lebenden Milchsäurebakterien einen messbaren Einfluss auf das Immunsystem hat. Wird beispielsweise Joghurt mit lebenden Kulturen gegessen, reagiert das menschliche Immunsystem prompt und produziert mehr Abwehrstoffe (IgA) als vorher. Auch andere Teile des Abwehrsystems kommen in Schwung. So werden z. B. hochwirksame Zellbotenstoffe wie das Interferon aktiviert. Man vermutet, dass Milchsäurebakterien bei ihrer Arbeit Stoffe ausscheiden, die diese Effekte verursachen. Denn das Ganze funktioniert selbst dann noch einigermaßen, wenn man milchsaure Sachen isst, in denen keine lebenden Bakterien mehr vorhanden sind. In den letzten Jahren wurden viele se-

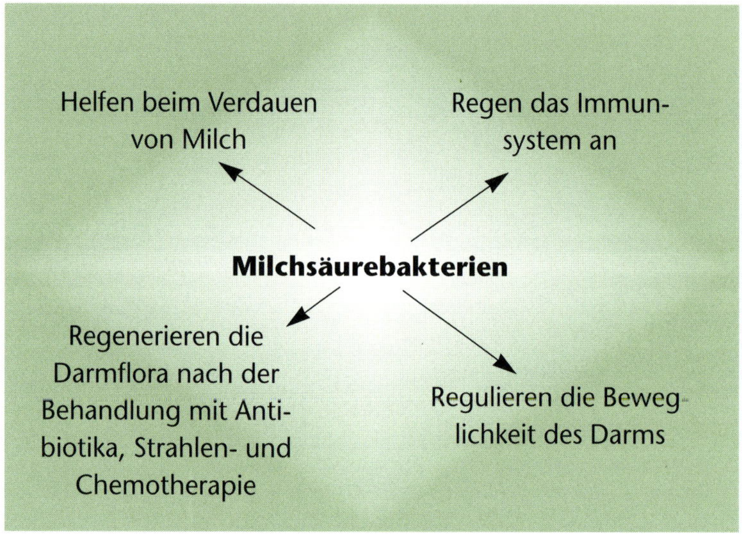

Die Forschung ist zwar noch nicht abgeschlossen, aber so sehen die meisten Experten die Sache: Milchsäurebakterien verhindern Fäulnis im Darm. Sie halten aber auch das Immunsystem in Schwung, regenerieren die Darmflora und regulieren die natürlichen Bewegungen des Darms. Leider lässt ihre Wirkung schnell wieder nach, wenn man nicht für Nachschub sorgt.

gensreiche Eigenschaften der Milchsäurebakterien beobachtet. Bei so vielen gesundheitsfördernden Eigenschaften gibt es natürlich auch einen Wermutstropfen: Die Wirkung der nützlichen Bakterien lässt schnell wieder nach, wenn man keine fermentierten (milchsauren) Lebensmittel mehr isst. Der Schutz bestimmter Bakterien hält wahrscheinlich nur für Stunden und Tage an, andere Stämme sollen – so wird berichtet – noch ein, zwei Wochen nach der letzten Mahlzeit im Stuhl auftauchen und daher eine längere Wirkungszeit besitzen. Doch sicher ist eines: Wer seine Darmflora auf Dauer günstig beeinflussen möchte, muss ballaststoffreich essen (siehe auch Seite 32ff.).

Wenn Milch Bauchweh macht ...

Wer von Milch einen Blähbauch bekommt, leidet oft an einer Enzymschwäche.

Wenn Sie nach einem Glas Milch unter Bauchdrücken und Durchfall leiden, sind Sie wahrscheinlich nicht krank, sondern leiden unter einer recht weit verbreiteten Verdauungsschwäche. Vermutlich produziert Ihr Dünndarm nicht genügend von dem Enzym, das bei der Verdauung den Milchzucker aufspaltet (Fachbegriffe: Laktasemangel oder Laktoseintoleranz). Die Folge: Nach einem Glas Milch rumort es kräftig im Bauch, denn es gelangen größere Mengen Milchzucker unverdaut in den Dickdarm, und die Darmbakterien stürzen sich darauf. Dabei entstehen Gase, die den Darm aufblähen und auf diese Weise Schmerzen verursachen. Im schlimmsten Fall nimmt der Darm zusätzliches Wasser auf und bewegt sich so heftig, dass man Durchfall bekommt.

Ohne Milchprodukte steigt das Risiko für Osteoporose (Knochenentkalkung). Wer Milch schlecht verträgt, sollte auf Joghurt umsteigen. Die Milchsäurebakterien sorgen für gute Verdauung.

Joghurt statt Milch

Experten gehen davon aus, dass je nach Land 5 bis 20 Prozent der erwachsenen Mittel- und Nordeuropäer an dem Enzymmangel leiden und deshalb Milch und viele Milchprodukte schlecht vertragen. Nun könnte man milchhaltigen Produkten einfach aus dem Weg gehen und sich an eine milchfreie Diät halten. Doch das hat gravierende Nachteile: Menschen, die weder Milch trinken noch Käse essen, leiden öfter als andere unter Osteoporose. Der Grund: Milchprodukte sind nicht nur die beste Quelle für den Knochen bildenden Mineralstoff Kalzium, sondern der enthaltene Milchzucker trägt auch dazu bei, dass der Körper das notwendige Kalzium gut verwerten kann. Außerdem erkranken Menschen, die reichlich Kalzium zu sich nehmen, seltener an Darmkrebs als andere. Der Ausweg: Essen Sie regelmäßig Joghurt. Die meisten Menschen vertragen ihn ausgezeichnet, weil die enthaltenen Milchsäurebakterien die notwendigen Enzyme zum Abbau des Milchzuckers gleich mitbringen. Außerdem sollten Menschen, die Milchprodukte schlecht vertragen, ihren Knochen zuliebe oft kalziumreiche Lebensmittel wie etwa Sesamsaat (100 Gramm enthalten 800 Milligramm Kalzium), Ölsardinen (330 Milligramm Kalzium), Sojabohnen (200 Milligramm Kalzium) oder Kichererbsen (120 Milligramm Kalzium) einplanen. Doch kalziumreiche Ernährung nutzt nur dann, wenn der Körper durch Bewegung im Freien dazu angeregt wird, den Mineralstoff in die Knochen einzubauen.

Einige Bakterienstämme können noch mehr, sie senken den Cholesterinspiegel, stoppen Durchfall, mindern das Darmkrebsrisiko und vertreiben Krankheitserreger.

Die neuen Joghurts – besser als andere?

Das bekannteste milchsaure Lebensmittel der Welt ist wahrscheinlich der Joghurt. Er entsteht, wenn man bestimmten Milchsäurebakterien (meist Streptococcus thermophilus und Lactobacillus bulgaricus) Zeit genug lässt, die Milch bei Temperaturen von 42 bis 44 °C in eine aromatisch-säuerliche Spezialität zu verwandeln. Joghurt und ähnliche Sauermilchprodukte sind in den letzten 20 Jahren sehr in Mode gekommen. Ihr größter gemeinsamer Vorzug ist wohl, dass sie auch von Menschen konsumiert werden, die kaum jemals ein Glas Milch trinken würden.

Keine Angst: Milchsäurebakterien mutieren nicht zu Krankheitserregern. Sie sind harmlos; wir essen sie mit, seit wir Milch trinken und Käse verzehren.

Joghurt und Milchdrinks im Trend

Seit einiger Zeit werben die Hersteller von Joghurt und Milchdrinks mit den gesundheitsfördernden Wirkungen von speziellen Bakterienkulturen. Diese in Japan schon seit 20 Jahren beliebten fermentierten Milchprodukte sind jetzt auch bei uns in den Kühlregalen zu finden. Weil die meisten dieser Fabrikate gut schmecken und den Gesundheitseffekt nebenher versprechen, hat sich daraus ein profitables Geschäft entwickelt.

Der beworbene Vorteil der zugesetzten Bakterien: Sie sollen die Reise durch das menschliche Verdauungssystem bis zum Dickdarm größtenteils unbeschädigt überstehen. Einige Stämme sollen sich dort sogar für kurze Zeit ansiedeln. Inzwischen preist fast jeder größere Joghurtfabrikant ein probiotisches Milchprodukt an. Was aber steckt tatsächlich in Gläsern, Plastikbechern und Trinkampullen?

Darmbakterien in der Milch

Neben üblichen Zutaten wie Milch, traditionellen Joghurtkulturen und Geschmackszutaten kommen Bakterienstämme ins Produkt, die ursprünglich aus dem menschlichen Verdauungs-

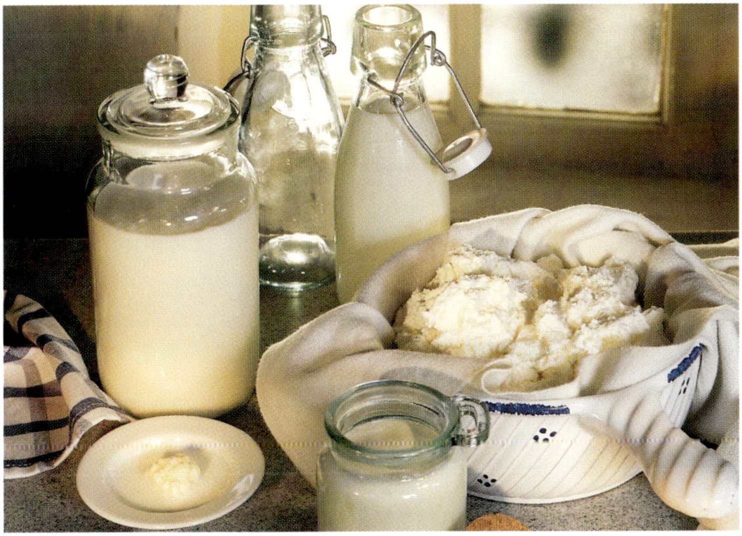

Lebende Keime aus Milchprodukten wie z. B. Joghurt regen das Immunsystem im Dickdarm an. Ihre spezielle Wirkweise im menschlichen Darm wird momentan europaweit untersucht.

trakt stammen und nach dem Essen die Darmflora des Menschen günstig beeinflussen sollen. Das klingt nicht sonderlich appetitanregend und wird daher auch gern verschwiegen. Aber man geht davon aus, dass Keime aus der Darmflora am besten an das »Klima« in unserem Körperinneren angepasst sind. Sie sollen ja, wenn sie den schwierigen Weg durch Magen und Dünndarm lebend überstanden haben, im Dickdarm ihre Wirkung tun und das Immunsystem animieren.

Wer seine Darmflora stärken möchte, kauft Naturjoghurt mit lebenden Kulturen. Dem Produkt zugesetzte Bakterienstämme sollen besonders widerstandsfähig gegen Magensäure sein und somit unbeschadet in den Dickdarm gelangen.

Probiotische Keime – am Ende nicht haltbar?

Weil aber Milch nicht unbedingt den besten Nährboden für Darmbakterien bildet, ist keineswegs sicher, dass sich am Ende der Mindesthaltbarkeit eines Joghurts oder Milchdrinks überhaupt noch genügend lebende Exemplare im Milchprodukt finden. In Deutschland gibt es diesbezüglich bisher noch keine Regelung, doch in anderen europäischen Ländern schreibt das Gesetz bei probiotischen Produkten bereits vor, dass auch am Ende der Haltbarkeit noch eine bestimmte Menge von lebenden Keimen vorhanden sein muss.

Probiotische Keime – die Qual der Wahl

Die meisten Forschungsergebnisse (siehe Seite 22) stammen aus Tierversuchen und Experimenten mit Zellkulturen. Weil fast alle Ergebnisse in die gleiche Richtung weisen, halten auch kritische Experten den positiven Einfluss der Milchsäurebakterien auf die Gesundheit für sehr wahrscheinlich. Wie stark die Wirkung jedoch ist und ob die neuerdings rege beworbenen Mikroben wirklich nützlicher sind als die Keime traditioneller Sauermilcherzeugnisse oder milchsaurer Gemüse, wird sich noch herausstellen. Von der Europäischen Kommission beauftragte Wissenschaftler überprüfen zurzeit immerhin 300 Laktobazillusstämme, um herauszufinden, welche davon die besten gesundheitlichen Wirkungen aufweisen und beispielsweise den Cholesterinspiegel senken oder einen besonderen Schutz gegen Krebs verleihen. Italienische Forscher fanden bereits vielversprechende probiotische Milchsäurebakterienstämme in traditionellen Joghurtsorten. Als Forscher der Universität Hohenheim 63 Bakterienstämme aus Rohwürsten (wie etwa Salami), Sauerteig, asiatischen Fischsaucen und gärenden Früchten durch eine simulierte Magen-Darm-Passage schickten, zeigte sich, dass überraschend viele davon das Bad in den aggressiven Verdauungssäften überlebten und somit auch unbeschadet im Dickdarm landen könnten. Einige dieser freundlichen Bakterien konnten im Reagenzglas sogar schädlichen Kolibakterien den Garaus machen.

Heilende Milchsäurebakterien! Sie sollen – so versprechen neue Studien – sogar helfen, Helicobacter pylori, den Erreger von Magenschleimhautentzündungen und Magengeschwüren, zu vertreiben.

Gesundheitsfördernd oder nur wohlschmeckend?

Die Frage vieler Verbraucher, ob probiotische Joghurts und Milchdrinks halten, was die Hersteller versprechen, ist noch nicht beantwortet. Vor allem, weil die in der Übersicht (Seite 22) gezeigten Effekte meist im Labor und bei Tierversuchen beobachtet wurden. Dazu kommt die Frage nach der Menge.

Wie viel Joghurt muss ich denn essen, damit ich all die schönen Wirkungen erleben kann? Wenn unser Immunsystem erst ab – sagen wir – zwei Kilogramm Joghurt pro Tag reagieren würde, könnte man die Sache gleich vergessen.
Leider weiß bis heute noch niemand, wie viel Millionen oder Milliarden lebende Exemplare der probiotischen Keime in den menschlichen Darm gelangen müssen, um dort so gut zu wirken wie im Labor oder im Tierversuch. Und weil wir auch nie so genau wissen, wie viele der nützlichen Keime in einem gerade gekauften Joghurt überhaupt vorhanden sind, ist die Wirkung für den Käufer nicht zu kalkulieren. Darüber hinaus scheinen auch die üblichen Joghurtkulturen Gutes zu tun (wie man in der Tabelle auf Seite 22 am Lactobacillus lactis sehen kann). Also: Joghurt mit lebenden Kulturen ist mit Sicherheit gesund. Probiotischer Joghurt ist vielleicht noch ein kleines bisschen gesünder. Vielleicht!

Milchsäurebakterien wirken nicht lange auf die Darmflora. Deshalb raten Joghurthersteller – natürlich nicht ganz uneigennützig –, täglich ihre Produkte zu konsumieren.

Kostbare alte Kulturen

Die meisten Joghurthersteller verwenden heute nur noch Milchsäurebakterien, deren Eigenschaften sie ganz genau kennen. Sie legen beispielsweise besonderen Wert auf eine milde Säuerung, eine gute dickliche Beschaffenheit des Joghurts und auf ein ausgeprägtes Aroma. Eine Molkerei verfügt sogar über eine ganze »Bibliothek« von unterschiedlichen Kulturen, die zur Herstellung von Milchprodukten geeignet sind. Meist werden ihnen diese ausgewählten Bakterien von spezialisierten Firmen gefriergetrocknet oder tiefgekühlt als so genannte Starterkultur geliefert. Der Hersteller muss die lebensfähigen Mikroben dann nur noch in die angewärmte Milch rühren und warten, bis der Joghurt fertig ist. Doch glücklicherweise gibt es auch noch Milchfirmen, die ihre eigenen Milchsäurebakterienkulturen pflegen und selbst weitervermehren. In solchen traditionell hergestellten Joghurts wurden bereits sehr vielversprechende Bakterienstämme mit probiotischen Eigenschaften gefunden.

Viele Hersteller von Milchprodukten verwenden für ihre probiotischen Kulturen statt der exakten wissenschaftlichen Bezeichnung hübsche Markennamen, die sich in der Werbung gut verwenden lassen. Damit Sie beim Einkauf die Produkte vergleichen können, werden hier die auf der Verpackung angegebenen Namen benutzt.

Was Experten von den probiotischen Joghurts bisher wissen

Die meisten Beobachtungen zur Wirkung probiotischer Keime, stammen aus dem »Reagenzglas« und aus Tierversuchen. Die Angaben sind also mit Vorsicht zu genießen, denn am Menschen können nur wenige Effekte studiert werden.

Lebende Kultur	**Wirkung**
»LGG« Lactobacillus casei »Golding und Gorbach« enthalten in »Vifit«-Produkten	• Nur 10 Prozent der Keime überleben den Weg bis zum Darm • Die Keime können sich im Darm ansiedeln • Die Keime können schädliche Keime zurückdrängen und Durchfälle verkürzen • Die Keime senken den Gehalt an schädlichen Substanzen im Darm • Die Keime stärken die Abwehrkräfte beim Menschen
Lactobacillus acidophilus LA1 enthalten in »LC1«-Milchprodukten	• 40 Prozent der Keime überleben den Weg bis zum Darm • Die Keime können sich für kurze Zeit im Darm ansiedeln • Die Keime können schädliche Keime zurückdrängen • Die Keime stärken die Abwehrkräfte beim Menschen
Lactobacillus casei actimel enthalten in »Actimel«	• Nur 10 Prozent der Keime überleben den Weg bis zum Darm • Die Keime bremsen Durchfälle, vor allem bei Kindern • Die Keime stärken die Abwehrkräfte

Was Experten von den probiotischen Joghurts bisher wissen

Lebende Kultur	Wirkung
Lactobacillus casei shirota enthalten in »Yakult«	• Die Keime überleben den Weg durch den Verdauungstrakt bis zum Darm gut • Die Keime bremsen Durchfälle, vor allem bei Kindern • Die Keime können schädliche Keime zurückdrängen • Produkte mit dieser Kultur werden bereits seit 20 Jahren in Japan verkauft
Bifidus bacterium longum BB536 enthalten in »Procult3«	• Die Keime überleben den Weg bis zum Darm gut • Die Keime können sich für kurze Zeit im Darm ansiedeln • Die Keime können schädliche Keime zurückdrängen • Die Keime bremsen Durchfälle, vor allem bei Kindern • Die Keime regenerieren die Darmflora nach Strahlen- und Antibiotikabehandlung • Die Keime stärken die Abwehrkräfte • Die Keime besitzen Antikrebswirkungen
Lactobacillus lactis L1A enthalten in alten Sauermilchkulturen	• Die Keime überleben den Weg bis zum Darm gut • Die Keime können sich für kurze Zeit im Darm ansiedeln • Die Keime besitzen Antikrebswirkungen, das zeigen Versuche mit Tieren und am Menschen

Ganz normaler Joghurt mit lebenden Kulturen ist mit Sicherheit gesund. Mag sein, dass probiotischer Joghurt noch ein kleines bisschen gesünder ist.

Gefahren durch den neuen Joghurt?

Milchsäurebakterien gelten – ganz gleich ob probiotisch oder nicht – allesamt als komplett harmlos. Selbst wenn man das Gesundheitsbewusstsein maßlos übertreiben würde und regelmäßig pfundweise Joghurt mit einer probiotischen Spezialkultur essen sollte, blieben sehr wahrscheinlich nicht genügend Keime übrig, um die Verhältnisse im Darm gravierend zu verändern.

Probiotics mit Prebiotics gleich Symbiotics. Auf gut Deutsch heißt das: Lebende Milchsäurebakterien und lösliche Ballaststoffe ergänzen sich in ihrer gesundheitlichen Wirkung. Deshalb geben Hersteller neuerdings Minimengen von Ballaststoffen in den Joghurt.

Probiotics oder Prebiotics?

Nach Meinung führender Wissenschaftler sind nicht nur die lebenden Bakterien (Probiotics) – wie etwa die aus dem Joghurt – nützlich und wichtig; es kommt auch darauf an, die bereits im Darm vorhandenen »guten« Mikroben so zu füttern, dass sie sich kräftig vermehren. Lösliche Ballaststoffe, so genannte Prebiotics, sollten deshalb möglichst reichlich im Essen enthalten sein. Daher mischen auch bereits einige Joghurthersteller Ballaststoffe in ihre Produkte. Allerdings sind die Mengen sehr gering. Beispiel: 100 Gramm eines Milchdrinks enthalten

Positive Effekte durch Probiotics

Viele Beschwerden werden durch probiotische Bakterien günstig beeinflusst:

- Durchfall
- Verstopfung
- Entzündungen im Magen- und Darmtrakt
- Übersäuerter Magen
- Hoher Cholesterinspiegel
- Hautprobleme
- Empfindlichkeit gegen Infektionen

0,4 Gramm vom löslichen Ballaststoff Inulin. (Mehr darüber ab Seite 45) Natürlich kann es nicht schaden, beides zu tun: oft milchsaure Lebensmittel auf den Tisch zu bringen und sich zusätzlich ballaststoffreich zu ernähren. Auch für diese vernünftige Kombination gibt es bereits ein mondänes Schlagwort: Symbiotics nennen es die Mikrobenforscher.

Lebensmittelvergiftungen

Krank durch Salmonellen und Co.

Ältere Menschen fürchten sich oft vor einer Vergiftung durch Salmonellen im Essen. Tatsächlich haben die Fälle von Darminfektionen mit schweren Durchfällen (Enterocolitis) in den letzten Jahren stetig zugenommen. Vielleicht sogar, weil unsere natürlichen Abwehrmechanismen im Darm durch eine Ernährungsweise mit zu wenigen Ballaststoffen nicht mehr ausreichend funktionieren.

Wie kann man einer Lebensmittelvergiftung vorbeugen? Vor allem, indem man krank machenden oder Gift bildenden Mikroben möglichst schlechte Lebensbedingungen schafft! Milliarden von Bakterien und Pilzen sitzen auf jedem Lebensmittel. Die meisten davon sind harmlos, wir sind an sie gewöhnt. Auch von gefährlichen Keimen (z. B. Salmonellen, Listerien, Campylobacter und Yersinia) wird man noch nicht krank, wenn nur wenige hundert vorhanden sind. Erst wenn die schädlichen Bakterien millionen- oder milliardenfach anwachsen, bietet auch eine gesunde Darmflora nicht mehr genügend Schutz, dann erkrankt der Mensch.

Milliarden von Bakterien und Pilzen sitzen auf jedem Lebensmittel. Die meisten davon sind harmlos, und wir sind an sie gewöhnt. Aber auch gefährliche Keime machen erst krank, wenn sie in großen Mengen auftreten.

Kochen und kühlen

Erfreulicherweise vertragen die meisten Keime weder Kochhitze noch Kälte. Das können Sie sich zunutze machen und die problematischen Mikroorganismen ohne viel Aufwand in

Schach halten. Lassen Sie zubereitete Speisen nicht unnötig lange im warmen Zimmer stehen. Bei Temperaturen von 20 bis 30 °C wachsen die meisten Mikroben in rasantem Tempo, und Sie können sich an einem so verseuchten Gericht leicht vergiften. Deshalb sollte frisch Gekochtes so schnell es geht abkühlen und zugedeckt in den Kühlschrank gestellt werden. Bei Temperaturen unter 4 °C können sich die Krankheitserreger nicht vermehren, weshalb man den Kühlschrank im Sommer sehr kalt einstellen soll. Rund die Hälfte aller Darminfektionen wäre zu vermeiden, wenn Gerichte aus dem Vorrat vor dem Essen kräftig aufgekocht und nicht nur einfach erwärmt würden. Bei Kerntemperaturen von etwa 80 bis 90 °C im Inneren der Speisen sterben fast alle Keime. Das gründliche Aufkochen ist besonders dann wichtig, wenn Gekochtes versehentlich längere Zeit ungekühlt herumgestanden hat.

Keime einfach wegwaschen

Von frischen Lebensmitteln lassen sich die auf der Oberfläche haftenden Keime wegwaschen. Noch wichtiger ist die Reinigung der Arbeitsflächen und Küchengeräte, besonders, wenn Sie Geflügel, Fisch oder Innereien verarbeitet haben. Achtung: Ritzen, Ecken und Kanten von Geräten sind ein Dorado für gefährliche Keime. Dort gedeihen sie ungestört und können beim nächsten Einsatz der Geräte eigentlich unproblematische Gerichte »anstecken«. Dies ist ein besonderes Problem für ältere Menschen, die schlecht sehen. Angehörige mit guten Augen sollten deshalb ab und zu einmal die Küche unter die Lupe nehmen.

Gegen Keime in Lebensmitteln kann man sich schützen. Darminfektionen lassen sich vermeiden, wenn Gerichte aus dem Vorrat kräftig aufgekocht und nicht nur kurz erwärmt werden.

Montezumas Rache

Wer seinen Urlaub in tropischen Ländern verbringt, kann sich beim Essen und Trinken durch Infektionen lästige Krankheiten holen. Durchfall, Bauchkrämpfe und Übelkeit gelten heute geradezu als normale Reisekrankheiten. Nicht nur, weil es in manchen Ländern für unsere Begriffe unhygienisch zugeht, ist Wachsamkeit nötig, sondern weil unser Immunsystem im Darm mit der fremden Mikrobenflora noch nicht vertraut ist und krank machende Eindringlinge nicht gleich beim ersten Kontakt abwehren kann. Der Darm aktiviert seine Abwehr erst, wenn er die Bedrohung erkannt hat. Aus diesem Grund erkranken Touristen, obwohl die Einheimischen keine Beschwerden bekommen – denn die haben längst Abwehrkräfte gegen die heimatlichen Mikroben entwickelt.

Touristen erkranken, weil ihr Darm die »fremden« Bakterien noch nicht kennt. Die beste Vorbeugung ist eine konsequente Hygiene – vom Wasser bis zum Eiswürfel.

Tips für den Urlaub

- Wer auf Nummer Sicher gehen möchte, meidet vor allem Salate, Eis, Getränke mit Eiswürfeln, überhaupt alle kalten Gerichte.
- Essen Sie nur frisch gekochte, heiß servierte Speisen.
- Kaufen Sie intakte Früchte, und schälen Sie sie selbst.
- Trinken Sie Wasser, Bier oder Limonade nur, wenn die Flasche original verschlossen ist.

Falls Sie trotz aller Vorsicht Durchfall bekommen, hilft eine Mischung aus Mineralwasser und Fruchtsaft mit einer kräftigen Prise Salz und Zucker, den Wasserhaushalt zu stabilisieren. Bei Kindern ist die Kombination von Cola und Salzstangen beliebt, die dieselben Dienste leistet. Probiotics, also Milchsäurebakterien, helfen ausgezeichnet, solche Infektion wieder loszuwerden, weil sie dazu beitragen, die krank machenden Keime zu vertreiben und die Darmflora zu regenerieren. Allerdings ist es schwierig, auf Reisen an entsprechende milchsaure Produkte zu kommen. Im Reformhaus gibt es so genannte Joghurt-Ferment-Kapseln, die getrocknete Milchsäurebakterien enthalten. Es ist aber unklar, ob diese Keime wirksam genug sind. In der Apotheke können Sie Tabletten aus lebensfähigen Milchsäurebakterien (Paidoflor) kaufen, die hoch dosiert sind und ausdrücklich als Mittel gegen Durchfälle empfohlen werden. Allerdings vertragen diese Tabletten keine Wärme und müssen stets kühl gelagert werden, was sicher nur in Hotels mit Zimmerkühlschrank möglich ist.

Probiotics gegen Montezumas Rache: Milchsäurebakterien aus der Apotheke müssen allerdings stets kühl gelagert werden.

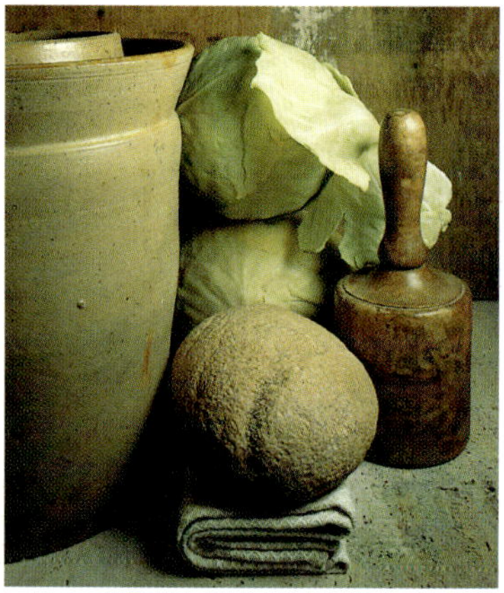

Konservierung auf natürliche Weise – Utensilien zur Sauerkrautherstellung wie zu Großmutters Zeiten.

80 bis 90 Prozent unserer jährlichen Weißkohlernte wandert mit Salz ins Krautfass und vergärt dort zu Sauerkraut, das aromatisch und lange haltbar ist.

Milchsaures Gemüse

Gesundheit aus dem Fass

Milchsaure Gemüse werden in fast allen Ländern der Erde gegessen. Deutsche und Elsässer lieben ihr Sauerkraut, Engländer schwören auf Mixed Pickles, Polen und Russen auf hausgemachte Salzgurken. Koreaner mögen ihren Sauerkohl Kimchi schon zum Frühstück und die Völker des Mittelmeerraums essen fast täglich Oliven. Bei all diesen nationalen Spezialitäten sind Milchsäurebakterien am Werk. Sie verleihen das spezielle Aroma, vertreiben Fäulnisbakterien und Pilze und machen die Gemüse haltbar, indem sie reichlich Milchsäure produzieren.

Sauerkraut, Kimchi, Oliven und Salzgurken – so gesund wie Joghurt?

Nicht nur die Keime aus dem Joghurt, nein, auch Milchsäurebakterien aus fermentierten Gemüsen und anderen Lebensmitteln tun unserer Darmflora gut. Zwar haben sich viel mehr Wissenschaftler mit Milchprodukten befasst als mit anderen fermentierten Lebensmitteln, doch das liegt vor allem an der finanzkräftigen Molkereiindustrie, die es sich leisten kann, viel Geld in die Forschung zu stecken. Gemüsebauern und Sauerkrauthersteller sind allein auf staatliche Forschung angewiesen. Dennoch gibt es jetzt zunehmend mehr Hinweise, dass fast jedes fermentierte Lebensmittel, in dem noch lebende Milchsäurebakterien vorhanden sind, probiotische Eigenschaften besitzt. Viele der ganz gewöhnlichen, seit Jahrzehnten benutzten Helfer beim Haltbarmachen von Lebensmitteln überstehen den Weg bis in den Dickdarm lebend. Auch sie stimulieren dort das Immunsystem und helfen durch ihre Produktion von Milchsäure dabei, Fäulnisvorgänge im Darm zu verhindern.

Haltbar durch Mikroben

Wer Gemüse durch Milchsäurebakterien haltbar machen will, bedient sich einer uralten Methode. Meist wird Gemüse für den Gärvorgang erst einmal zerkleinert und gesalzen. Den Rest der Arbeit übernehmen Mikroben. Beim Sauerkraut z. B. entwickelt sich immer erst eine Mischflora aus Bakterien, Schimmelpilzen und Hefen. Nach einigen Tagen überwiegen dann die Milchsäurebakterien, sorgen für das säuerlich-würzige Aroma und machen die harten Blätter des Kohls mürbe.

Oliven kauft man am besten frisch vom Fass. Nur dann kann man sicher sein, dass sie noch lebende Milchsäurebakterien enthalten.

Milchsaure Köstlichkeiten

Wer gern Oliven isst, kann ganz nebenher etwas für die Gesundheit tun. Denn auch die würzig-pikanten Mittelmeerfrüchte gehören in die Gruppe der fermentierten, also milchsauren Lebensmittel. Bevor allerdings Milchsäurebakterien innerhalb von zwei bis drei Monaten das knochenharte Fleisch der Früchte mürbe machen und ihr typisches Aroma hervorbringen können, müssen die Oliven in ein Laugenbad, das einen Bitterstoff entfernt. Ohne diese Vorbehandlung würde die milchsaure Gärung nicht gelingen. Am besten sind Oliven frisch aus dem Fass. Sie werden heute fast nur auf Wochenmärkten und in Gemüsegeschäften angeboten, die von Südeuropäern geführt werden. In konservierten Früchten aus Gläsern und Dosen sind keine lebenden Milchsäurebakterien mehr enthalten.

Milchsaure Gurken werden oft auch Salzgurken oder einfach saure Gurken genannt. Für diese Art, Gurken über das Jahr bis zur nächsten Ernte zu konservieren, gibt es noch in vielen Familien sorgsam gehütete Rezepte. Die Methode ist jedoch letztlich immer gleich: Makellose kleine Gurken lässt man in einer Salzlake mit Gewürzen, vor allem Dill, so lange stehen, bis sich genügend Milchsäurebakterien eingefunden haben, um andere Mikroben wie etwa Pilze und Fäulnisbakterien zu vertreiben. Im Haushalt geht die Sache allerdings häufig genug schief, ohne dass man genau weiß, warum; die Gurken sind nach der Gärung weich, schleimig oder haben die Farbe verloren. Achtung beim Einkauf: Bei der Herstellung von Salzgurken dürfen weder Essig noch künstliche Milchsäure oder Konservierungsmittel verwendet werden.

Milchsaure Rohkost

Man muss nicht unbedingt alles selbst machen, einige milchsaure Lebensmittel kann man in guter Qualität kaufen. Doch beim milchsauren Gemüse bietet der Markt wenig Auswahl. Sauerkraut schmeckt zwar prima, doch wer mag es schon häufiger als einmal die Woche essen.

Milchsaures Gemüse sollte man möglichst roh essen. Beim Garen sterben die nützlichen Milchsäurebakterien ab, und ein Teil der günstigen Wirkung geht verloren. Leider werden bei uns nur wenige Sorten milchsaurer Gemüse angeboten.

Milchsaures macht wenig Mühe

Frische Salate mit säuerlichen Saucen stehen in vielen Haushalten täglich auf dem Tisch. Es wäre also nur ein kleiner Schritt, auf milchsaure Rohkostsalate umzusteigen – wenn es sie gäbe. Leider bekommt man so gut wie nie köstliche milchsaure Karotten oder würzigen milchsauren Fenchel, denn lebende Milchsäurebakterien lassen sich nicht in Dosen oder Gläser einsperren und für Monate in ein Supermarktregal stellen. Da hilft nur eines: selbst machen! Rezepte dazu finden Sie ab Seite 56.

Für milchsaures Gemüse müssen Sie nicht viel mehr tun als für einen konventionellen Rohkostsalat, haben aber dann, wenn es einmal schnell gehen muss, aus dem Vorrat in Minuten einen köstlichen Salat fertig. Das Gemüse kommt zum Gären in so genannte Twist-off-Gläser und wird mit einer Mischung aus Salzwasser und Milchzucker übergossen. Sie können für diesen Zweck Schraubgläser von Joghurt, Gurken oder Obst- und Gemüsekonserven verwenden. Lassen Sie das Gemüse vier bis sieben Tage bei Zimmertemperatur (am besten nicht über 20 °C) stehen. Dabei sollten Sie das Glas auf einen Teller setzen, da beim Gären meist etwas von der Flüssigkeit herauströpfelt.

Kalte Köstlichkeiten

Nach spätestens einer Woche Wartezeit schmeckt das Gemüse säuerlich pikant und kann gegessen werden. Sie können es dann noch mindestens vier Wochen – meist jedoch sogar viele Monate – im Kühlschrank aufheben. Das fertige milchsaure Gemüse schmeckt wunderbar, wenn Sie es abgetropft mit einer guten Salatsauce anrichten. Meist reicht es aber schon, einige Tropfen gutes kaltgepresstes Öl darüber zu träufeln und mit etwas frischem Pfeffer nachzuwürzen. Dabei gibt die Milchsäure eine prickelnd frische, mild-saure Note und ersetzt so die Zugabe von Essig.

Aber es gibt auch Gemüse, die man besser nicht roh in die Salzlake gibt. Vor allem Hülsenfrüchte gehören dazu. Zum einen enthalten alle diese Leguminosen im rohen Zustand Stoffe, die Verdauungsbeschwerden machen, zum anderen lassen sie sich durch die milchsaure Gärung nicht verlässlich konservieren. Wer unbedingt grüne Bohnen (Schnibbelbohnen) einlegen möchte, sollte sie etwa acht Minuten garen und abkühlen lassen, bevor er sie ins Glas gibt.

Einige wenige Gemüse eignen sich nicht für die milchsaure Gärung. Vor allem Hülsenfrüchte, speziell grüne Bohnen gehören dazu.

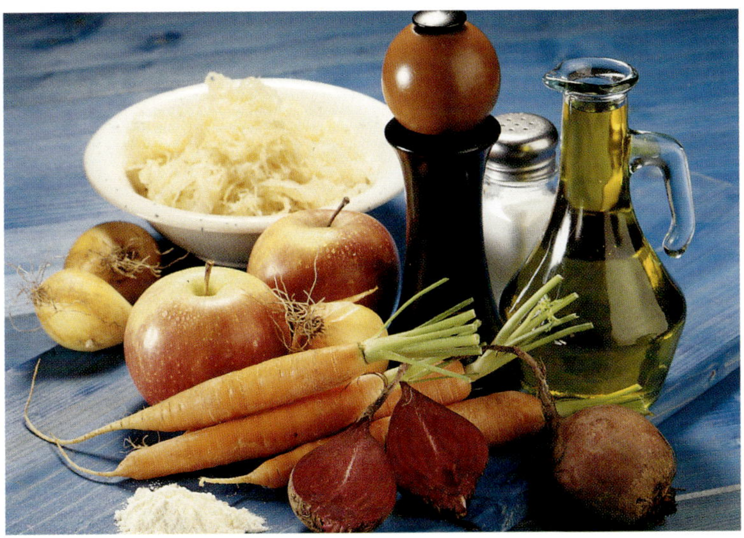

Ein Sauerkrautsalat, pikant gewürzt und mit Äpfeln und Karotten verfeinert, ist eine wahre Vitaminbombe – und eine köstliche noch dazu.

Neue Ballaststoffe

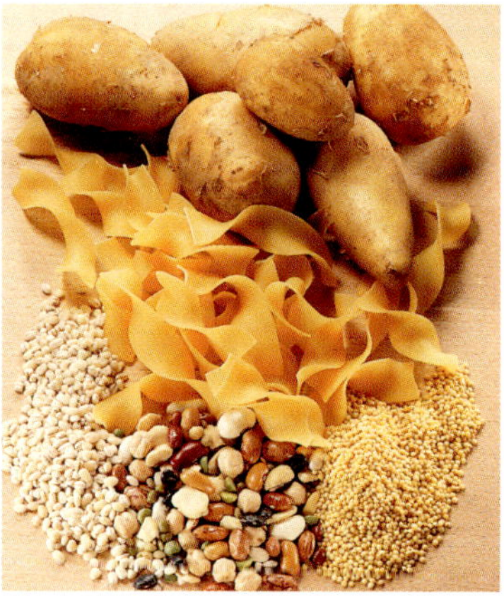

Stärkehaltige Ballaststoffe dienen den nützlichen Bakterien im Darm als »Futter« und produzieren Substanzen, die regelnd in den Stoffwechsel eingreifen.

Was früher verächtlich Sättigungsbeilage genannt wurde, kommt heute als gesundheitsfördernd wieder auf den Tisch: Die Experten erklären stärkereiche Lebensmittel wie Nudeln, Kartoffeln, Getreide wie etwa Graupen, Hirse und Hülsenfrüchte zu wichtigen Bestandteilen der gesunden Ernährung.

Prebiotics – Futter für die Haustierchen im Darm

Nicht alle Ernährungsforscher glauben, dass es vor allem die lebenden Bakterien im täglichen Joghurt oder im milchsauren Gemüse sind, die unser Immunsystem stärken. Milchsaures mag auch nicht jeder täglich essen. Probiotische Milchsäurebakterien sind außerdem oft so empfindlich, dass sie selbst im Joghurt nicht lange überleben. Überdies wirken sie nach dem Verzehr nur vorübergehend auf die Darmflora.

Die Darmflora gezielt verbessern

Angesehene Experten empfehlen daher, zusätzlich zu fermentierten Lebensmitteln mit lebenden Milchsäurebakterien mehr von den richtigen Ballaststoffen zu essen und damit die bereits in der eigenen Darmflora vorhandenen »guten« Mikroben so zu »füttern«, dass sie sich kräftig vermehren, schädliche Bakterien zurückdrängen und auf diese Weise zu unserem Wohlbefinden beitragen. Über die richtige Ernährung lassen sich sogar bestimmte, besonders gesundheitsfördernde Gruppen von Darmbewohnern gezielt vermehren und damit die Zusammensetzung der Darmflora positiv beeinflussen. Für die nützlichen Bifidusbakterien sind vor allem unverdauliche Zucker (Oligosaccharide) das geeignete Futter. Die meisten anderen, ebenfalls segensreichen Darmbewohner fressen gern Stärke oder leben von Gemüse- und Getreideresten, was die Vorteile vegetarischer Ernährung bestätigt. Die Immunantwort fällt umso besser aus, je mehr günstige Arten in der Darmflora zu Hause sind. Und weil die Ausscheidungen der hilfreichen Tierchen dazu noch

Darmkrebs hemmen, raten Experten, dass wir beides essen sollen: Laktobazillen und reichlich Ballaststoffe als Bazillenfutter. Wer selten oder nie Fleisch isst und nicht gerade als »Puddingvegetarier« hauptsächlich von Süßigkeiten lebt, bekommt ganz von selbst große Portionen pflanzlicher Lebensmittel auf den Teller und damit Ballaststoffe für nützliche Darmbewohner.

Zum rundherum Sattessen

Brot, Kartoffeln und Nudeln

Rund 60 Prozent des Kalorienetats sollte man – so raten Ernährungsorganisationen – in kohlenhydratreichen Lebensmitteln anlegen. Wenn wir einen täglichen Bedarf von 2 000 Kilokalorien annehmen, sollen 1 200 Kilokalorien aus Brot, Kartoffeln, Nudeln, Obst, Hülsenfrüchten und anderen Gemüsesorten stammen. Für Fett- und Eiweißreiches wie etwa Fleisch, Wurst, Käse, Streichfette und Süßigkeiten bleibt also nur noch ein kleines Budget übrig. Selbst für Vegetarier ist diese Art zu essen meist ungewohnt. Denn beim Brot schlagen Streichfett und Belag meist mit viel mehr Kalorien zu Buche, als man denkt, und auch Kartoffeln oder Nudeln isst niemand gern pur. Die meisten von uns mögen Kartoffeln und Nudeln sicher am liebsten mit einem cremigen Sößchen oder als Gratin mit einer gehaltvollen Käsekruste – dann aber stimmt die Kalorienkalkulation meist nicht mehr! Es wäre jedoch schon viel gewonnen, wenn wir den Kohlenhydraten beim täglichen Essen wieder die Hauptrolle einräumen würden, wie das früher einmal der Fall war. Denn die Dickmacher von gestern sind die Schlankheitskur von heute: Stärke- und Ballaststoffreiches befriedigt mit weniger Kalorien länger als fett- und eiweißreiche Gerichte. Dabei verschwinden sogar Heißhunger und Stimmungstiefs.

Nicht das Brot macht dick, sondern der Belag. Wer beim Naschen statt zu einer Scheibe Wurst oder zu einem Stück Käse lieber zu einer Scheibe Brot oder einem Brötchen greift, der nascht gesünder.

Wie ernährt man »freundliche« Bakterien?

Freundliche Bakterien sind billige Kostgänger, sie lieben beispielsweise Nudelauflauf, Bratkartoffeln und Erbsen- oder Bohneneintopf.

Probiotische Darmbakterien, die unsere Gesundheit fördern, sind wählerisch. Landen etwa nur die Überreste von eiweiß- und fettreichen Mahlzeiten mit viel Fleisch, Fisch, Wurst und Käse im Dickdarm, müssen sie hungern. Auch bekannte Ballaststofflieferanten wie Weizenkleie oder Leinsaat schmecken ihnen nicht sonderlich. Die meisten freundlichen Darmbakterien brauchen zum Leben Stärke, wie sie in einfachen und preiswerten Sattmachern steckt. Wer seinen Hunger täglich mit kräftigen Portionen Kartoffeln, Nudeln, Brot, Getreidegerichten und Hülsenfrüchten stillt, füttert damit auch die kleinen nützlichen Freunde im Darm.

Neues Image – Stärke ist kein Dickmacher

Etwa fünf bis zehn Prozent der Stärke bleibt ungenutzt; unsere Darmflora macht Krebsschutzstoffe daraus.

Die eigentlich unspektakulär klingende Erkenntnis, dass stärkereiche Lebensmittel sehr gesund sind, beruht auf 20 Jahren Forschungsarbeit, vor allem in England, Skandinavien und Deutschland. Anfang der siebziger Jahre dachte man noch, dass Stärke im Dünndarm komplett verdaut würde, von den wichtigen Wirkungen der Darmflora hatte kaum jemand gehört. Aus dieser Zeit stammt auch der schlechte Ruf stärkereicher Lebensmittel als »Sättigungsbeilage« und reine Kalorienlieferanten; das unausrottbare Märchen von Kartoffeln und Nudeln als »Dickmacher« macht seit damals die Runde. Erst später stellte man fest, dass der Körper nicht alles wirklich nutzen kann, was in den Mund gesteckt wird. Von grob geschrotetem Getreide bleibt nach der Reise durch den Dünndarm mehr Unverdautes übrig als von feinem Mehl, weil die Verdauungssäfte die groben Partikel einfach nicht schnell genug kleinkriegen. Auch an den deftigen Schalen der Hülsenfrüchte haben die Enzyme so sehr zu »knabbern«, dass ein erheblicher Teil der Stärke unverdaut im Dickdarm landet. Dort fördern sie die natürliche Darmbewegung und eine gesunde Verdauungstätigkeit.

Was der Darmflora nützt, hält den Menschen gesund

Ein Ballaststoff, der sich als Nahrung für probiotische Bakterien besonders gut eignet, ist die so genannte resistente, unverdauliche Stärke. Sie wurde erst 1982 aufgespürt, als Experten bemerkten, dass sich ein Teil der ganz normalen Stärke aus Kartoffeln, Brot und Nudeln durch Kochen und Abkühlen (unter 50 °C) so verändert, dass unsere Verdauungssäfte im Dünndarm sie nicht auflösen können. Auch ungekochte Stärke (z. B. im Kartoffelmehl) und Stärkedepots, die noch unversehrt in den Vorratskammern der Pflanzenzellen liegen, bleiben für die Verdauungssäfte im Dünndarm unerreichbar. Alle diese unverdau-

Von Wurst-, Fleisch- und Käseresten können nützliche Darmbakterien nicht existieren, sie brauchen Pflanzenkost, um gut zu gedeihen. Schon deshalb leben Vegetarier gesünder.

Stärkearten sättigen unterschiedlich

Stärkearten	Lebensmittel	Verdauung
»Schnelle Stärke«	In frisch gekochten Lebensmitteln wie etwa Reis, Grieß, Pudding und Saucen	Schnell
»Langsame Stärke«	In rohem Getreide, in gekochten kalten Nudeln, in gekochten Hülsenfrüchten	Langsam, aber vollständig
»Resistente Stärke«	In groben Partikeln von Getreide und Hülsenfrüchten, in rohen Kartoffeln und grünen (unreifen) Bananen, als »verkleisterte« Stärke in gekochten erkalteten Lebensmitteln, wahrscheinlich in getrockneten Kartoffelprodukten	Resistente Stärke ist für den Menschen unverdaulich, sie wird von Teilen der Darmflora im Dickdarm abgebaut

Ballaststoffe, die den probiotischen Bakterien im Darm als Nahrung dienen können, nennen englische Experten Prebiotics oder Fermentables, auf deutsch: Vergärbares.

baren Stärkereste werden Resistente Stärke genannt, denn sie gelangen in den Dickdarm und sind dort ein gefundenes Fressen für hocherwünschte probiotische Darmbakterien. Doch leider stecken heute in der Kost des Normalbürgers pro Tag nur etwa zwei bis drei Gramm Resistenter Stärke. Es landet also viel zu wenig Stärkereiches auf unserem Teller, um eine gute Grundlage für das Gedeihen nützlicher Darmbewohner zu bilden.

Erst der Genuss, dann der Verstand?

Essgewohnheiten lassen sich schwer ändern. Bei acht von zehn deutschen Verbrauchern – sagen die Marktforscher – entscheidet vor allem anderen der Geschmack über den Kauf eines Lebensmittels. Köstlich soll es sein und danach erst gesund. So lehnen denn auch viele Menschen ballaststoffreiche Lebensmittel ab, weil ihnen oft schon der erste Bissen im Mund quillt oder faserig in den Zähnen sitzt. Moralpredigten der Ernährungsberater nützen nichts. Und gerade beim Essen gilt das Motto: Es gibt nichts Gutes – außer man tut es. Daher suchen Ernährungsforscher nach neuen Wegen, Ernährungsverhalten zu verändern. Die größte Chance liegt darin, vertraute Lebensmittel durch die richtige Zubereitung oder durch Zugabe von gesundheitsfördernden Komponenten zu verbessern, dabei jedoch den gewohnten Geschmack nicht zu verändern.

Hochwillkommen: Mikroben der Darmflora erzeugen aus Stärkeresten (Resistente Stärke) einen Stoff, der die Darmschleimhaut vor krankhaften Veränderungen wie Polypen, Krebs und chronischen Entzündungen schützt.

Resistente Stärke schmeckt man nicht

Experten vom Deutschen Institut für Ernährungsforschung halten den altbekannten Nährstoff Stärke für besonders vielversprechend, wenn es um die Vorbeugung gegen chronische Krankheiten geht. Es zeigte sich, dass in den Ländern der Darmkrebs am seltensten ist, in denen am meisten Stärkereiches gegessen wird. Außerdem schmeckt ein Gericht, in dem als Ballaststoff zusätzliche unverdauliche Stärke enthalten ist, nicht anders als gewohnt. Viele Menschen würden sich zur Vorbeugung gegen Krebs und andere schleichende Erkrankungen sicher gern auf eine ballaststoffreiche Essweise umstellen, wenn der Unterschied zwischen der gewohnten und der gesunden Kost nicht zu bemerken wäre und sie auf lieb gewordene Gerichte nicht verzichten müssten.

Stärke für einen kräftigen Darm

Gesund ist der neuentdeckte Ballaststoff Resistente Stärke vor allem, weil nützliche Darmbakterien ihn mögen und daraus Buttersäure herstellen, einen Stoff, der unsere Darmwand vor krankhaften Veränderungen wie Krebs, Wucherungen und Entzündungen schützen kann. Buttersäure ist überdies der wichtigste Energielieferant für die Darmzellen. Produziert die Darmflora zu wenig davon, schrumpfen die Schleimhäute. Bei Fütterungsversuchen an Ratten zeigte sich ein weiterer Vorteil: Fett- und Cholesterinspiegel im Blut sinken, wenn reichlich Resistente Stärke im Futter enthalten ist.

Ruhig einmal Aufgewärmtes essen

Für gesundheitsbewusste Verbraucher heißt es deshalb: Möglichst viel stärkehaltige Sachen essen, denn davon bleiben – grob geschätzt – etwa fünf Prozent unverdaut, so dass etwas »Futter« übrig ist für die »Haustierchen« im Darm. Wer den Gehalt an Resistenter Stärke in der gewohnten Nahrung zusätzlich erhöhen möchte, kocht öfter einmal die doppelte Menge Kartoffeln, Nudeln oder Getreide und wärmt sie am nächsten Tag wieder auf. Nebenbei ist das Vorkochen natürlich für viele Berufstätige ausgesprochen praktisch. Aber vor allem sollte man die stärkereichen Sattmacher in den Mittelpunkt der Mahlzeit stellen und dafür die fett- und eiweißreichen Zutaten als köstliche, aber kleine Beilagen servieren. Italiener machen es richtig. Sie

»Wofür sie am meisten schwärmt, wenn es wieder aufgewärmt«, heißt es über die Witwe Bolte in der berühmten Bildergeschichte »Max und Moritz« von Wilhelm Busch. Dabei wusste die Witwe gar nicht, dass ein so wichtiger Ballaststoff wie die Resistente Stärke erst nach dem Kochen und Abkühlen entsteht.

Gesund und wohlschmeckend essen, das ist in asiatischen Ländern kein Widerspruch, sondern Alltag. Lebensmittel werden ganz selbstverständlich auch als »Heilmittel« betrachtet und so kombiniert, dass für den Körper ein Gleichgewicht der Wirkungen entsteht.

häufen einen Berg Nudeln auf den Teller und geben nur ein oder zwei Löffel Sauce und einen Löffel Parmesan dazu. Auch in Japan, Thailand oder China essen die Menschen vorbildlich: Die große Portion Reis stillt den Hunger, und eine gut gewürzte Beilage aus viel Gemüse und wenig Fleisch oder Fisch schmeichelt dem Gaumen.

Pasta – doppelt gut

Nudelfans werden sich doppelt bestätigt fühlen, denn neben dem ansehnlichen Gehalt an Resistenter Stärke enthalten gekochte kalte Nudeln einen hohen Anteil an so genannter langsamer Stärke, die nur allmählich verdaut wird und dafür sorgt, dass man nach einem Teller Nudelsalat, einem Nudelauflauf oder aufgebratenen Nudeln über längere Zeit angenehm satt bleibt. Dieser Effekt ist übrigens für Diabetiker besonders günstig, weil der Blutzuckerspiegel lange stabil bleibt.

Prebiotische Ballaststoffe für die Gesundheit

Prebiotische Ballaststoffe

- Füllen den Magen und sättigen ausgiebig
- »Verdünnen« die Nahrung und machen sie kalorienärmer
- Helfen, das Körpergewicht stabil zu halten
- Regulieren den Blutzuckerspiegel
- Sind »Futter« für wichtige Teile der Darmflora
- Senken den Cholesterinspiegel des Blutes
- Verkürzen die Verweilzeit schädlicher Stoffe im Darm
- Fördern die Stuhlbildung und helfen gegen Verstopfung
- Senken das Risiko, Darmpolypen oder -krebs zu bekommen

Wer gern Hülsenfrüchte wie Erbsen oder Bohnen isst, bekommt am meisten Resistente Stärke mitgeliefert. Dagegen ist sie in frischem Gemüse, wie Kohl und Paprikaschoten, und Obst, wie Äpfel, überhaupt nicht enthalten. Aber Früchte und Gemüse sollte man ohnehin nicht aufgewärmt, sondern lieber frisch und mindestens zum Teil sogar roh verzehren, damit Vitamine, Mineralstoffe und alle biologisch aktiven Substanzen möglichst perfekt erhalten bleiben.

Ballast gegen chronische Krankheiten

Ballaststoffreiches Essen gilt als aussichtsreiches Mittel, den Kampf gegen steigende Darmkrebsraten, koronare Herzerkrankungen, Diabetes, Übergewicht und andere Zivilisationskrankheiten zu gewinnen. Trotzdem essen wir Deutschen im Durchschnitt viel zu wenig, nämlich nur etwa 20 Gramm Ballast pro Tag, mindestens 30 Gramm sollten es jedoch sein. Und noch etwas mehr würde bestimmt nicht schaden. Denn erst ab Mengen von 40 bis 50 Gramm Ballast pro Tag verdoppelt sich das Stuhlvolumen. Dann läuft der Transport der Nahrungsreste so schnell und reibungslos, dass man sich richtig wohl fühlt und schädliche Stoffe aus dem Darminhalt so schnell wieder weggeschafft werden, dass der Körper nicht davon belastet wird. Wie wichtig europäische Wissenschaftler das Thema »Ballaststoffe« nehmen, zeigt das Forschungsprojekt »PROFIBRE«. 31 Arbeitsgruppen in 14 Ländern sind an diesem Projekt beteiligt und werden von der Europäischen Kommission gefördert.

Obst und Gemüse immer frisch auf den Tisch bringen. Resistente Stärke entsteht nur in stärkereichen Sattmachern.

Rechtzeitig und reichlich trinken

Ausreichende Mengen Flüssigkeit sind für einen gesunden Darm mindestens so wichtig wie ballaststoffreiches Essen. Unser Durstempfinden hinkt nämlich dem effektiven Bedarf oft hinterher. Gerade wenn der Kopf abgelenkt ist, bemerken wir den Durst erst, wenn bereits ein Mangel vorliegt. Fehlt dem Or-

Heißhungeranfälle und Übergewicht ade! Wer ballaststoffreich isst, kann sich große Portionen genehmigen und bleibt lange satt.

So wirken Ballaststoffe auf den Darm

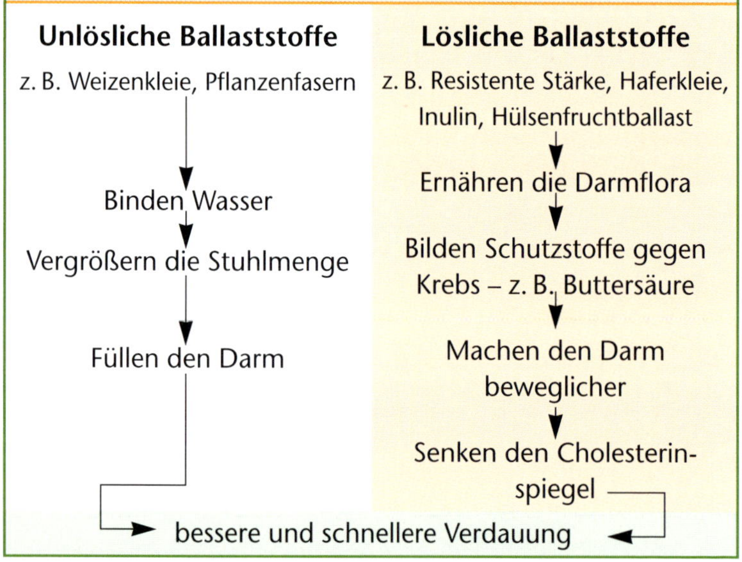

ganismus Flüssigkeit, sind Kraftlosigkeit, Reizbarkeit und deutlich verlängerte Reaktionszeiten die Folgen. Bei hohen Außentemperaturen und für Leistungssportler erweisen sich Mineralwässer mit mehr als 100 Milligramm Magnesium pro Liter und einem Natrium-Kalium-Verhältnis von höchstens zehn zu eins und leicht gesalzene Gemüsesäfte als günstig, weil die enthaltenen Mineralsalze das Wasser im Körper festhalten. Im Alltag reichen Kräutertees, wohlschmeckende Mineralwässer, Fruchtsaftschorlen oder auch einfach reines Leitungswasser. Je ballaststoffreicher Sie essen, desto mehr sollten Sie trinken. Ballaststoffe benötigen zusätzliche Flüssigkeit zum Aufquellen – nur dann erleichtern sie dem Darm die Arbeit und machen ihn beweglich. Die Sättigungswirkung von Ballaststoffen hängt auch damit zusammen, dass einige dieser Stoffe im Magen eine Gelschicht bilden, die bewirkt, dass der Speisebrei länger im Magen verbleibt, und von einem vollen Magen geht kein Hungergefühl aus. Zudem wird der Speisebrei besser im Magensaft vermischt.

Wie oft soll man müssen?

Wer seinen Darm längere Zeit nicht entleert, ist meist schlecht gelaunt und fühlt sich wie gestopft und schwerfällig. Das ist kein Wunder, wir haben einen natürlichen Impuls, die Nahrungsreste aus unserem Bauch möglichst schnell wieder loszuwerden. Aber wie oft soll man müssen? Die meisten Menschen sind mit einmal täglich ganz zufrieden. Doch hört man immer wieder Mediziner, die behaupten, auch ein- bis zweimal die Woche sei völlig normal. Die sollten einmal gründlich bei ihrem geistigen Vater Hippokrates (375 v. Chr.) nachlesen. Im klassischen Altertum ging man, so der Begründer der wissenschaftlichen Heilkunst, drei- bis viermal täglich. Woran lag's? Am Essen natürlich. Die alten Griechen kannten keine Hamburgerrestaurants, schleckten nie Eiscreme, wussten nichts von blauen Schokoriegeln und bekamen weder Gummibärchen noch Tiramisu zwischen die Zähne. Hippokrates' Zeitgenossen mussten noch richtig kauen, wenn sie satt werden wollten.

Eine schlechte Verdauung schlägt auf die Laune. Das beste Gegenmittel ist eine ballaststoffreiche Ernährung. Dabei sollten Sie aber auch auf eine reichliche Flüssigkeitszufuhr achten.

Nicht zu kaufen

Resistente Stärke gibt es noch nicht wie andere Ballaststofflieferanten (z. B. Hafer- und Weizenkleie oder Leinsaat) als Zutat für die eigenen Rezepte pur zu kaufen. Australische Bäcker backen jedoch bereits in großem Stil ihr Brot mit Spezialstärke, und die Verbraucher dort freuen sich, dass sie jetzt ihr gewohntes Weissbrot mit dem guten Gefühl essen können, sich ballaststoffreich zu ernähren. Deutsche Forscher haben gerade eine Resistente Stärke gefunden, die die Darmflora anregt, besonders viel vom Schutzstoff Buttersäure zu produzieren. Allerdings sollen damit vor allem Diätlebensmittel für Menschen mit entzündlichen Darmerkrankungen hergestellt werden.

Wie viel Resistente Stärke in einem Gericht steckt, ist selbst für Experten gar nicht so einfach herauszufinden, denn dafür muss man den komplizierten Vorgang der menschlichen Verdauung im Labor genau nachvollziehen. Die Zahlen in der Tabelle sind so ermittelt worden und stammen von englischen Forschern. Bis man alle gebräuchlichen Lebensmittel auf diese Weise untersucht hat, werden wohl noch einige Jahre vergehen.

Resistente Stärke in Lebensmitteln

In 100 g Lebensmittel	Stärkegehalt in g	Resistente Stärke in g	Andere Ballaststoffe in g
Weissbrot	77	1	3
Vollkornbrot	60	1	8
Cornflakes	78	3	4
Haferflocken	65	2	5
Roggenknäckebrot	61	3	7
Kartoffeln, gekocht (heiß)	74	5	2
Kartoffeln, gekocht (kalt)	75	10	2
Kartoffelstärke (roh)	99	75	–
Weizenmehl (Type 405)	81	2	4
Spaghetti, gekocht	79	5	2
Gerste/Graupen, gekocht	73	9	4
Hirse, gekocht	75	6	1
TK-Erbsen, gegart	20	5	5
Linsen, gekocht	54	9	4
Weiße Bohnen, gekocht	45	18	7

Resistente Stärke – ein Schlankmacher?

So ganz präzise haben die Wissenschaftler den Energiegehalt der Resistenten Stärke noch nicht herausgefunden, doch gilt als sicher, dass sie höchstens halb so viele Kilokalorien liefert wie die übliche leicht verdauliche Stärke oder wie Zucker, also statt vier Kilokalorien pro Gramm nur etwa zwei Kilokalorien. Obwohl die Kaloriengläubigkeit abnimmt, müssen demnächst wohl die Nährwerttabellen umgeschrieben werden. Ein weiterer Vorteil für die Figur: Lebensmittel, die reich an Resistenter Stärke sind, sättigen besonders gut und halten lange Zeit vor.

Erbsen, Bohnen und Linsen

Für über 600 Millionen mehr oder weniger vegetarisch lebende Inder sind Dal, das ist die Bezeichnung für Hülsenfrüchte auf Hindi, als Grundnahrungsmittel absolut unentbehrlich. Sie liefern den Menschen das dringend benötigte Eiweiß. Zusammen mit Reis oder Weizenbrotfladen gegessen, bieten die scharf gewürzten Bohnen- und Linsencurrys eine absolut ideale Nährstoffkombination aus hochwertigem Protein und reichlich Kohlenhydraten in Form von Stärke. Dazu kommt ein hoher Gehalt an Ballaststoffen. Hülsenfrüchte enthalten unlösliche Faserstoffe, prebiotisch wirkende Resistente Stärke und Oligosaccharide (siehe Seite 45, »Inulin – Feinkost für den Bifidus«).

Inder, aber auch Südamerikaner, kochen ihre Hülsenfruchtgerichte mit einer Vielzahl von Gewürzen. Das ist nicht nur kulinarisch vorbildlich, sondern hilft auch dem Körper, mit den sonst als schwer verdaulich bekannten Leguminosen fertig zu werden. Gewürze locken zusätzliche Verdauungssäfte. Auf diese Weise mildern sie die unangenehmen Folgen der in Bohnen und Linsen enthaltenen blähenden Bestandteile. Die indische Küche kennt ebenso wie die europäische eine zweite Methode, die unerwünschten Nebenwirkungen von Bohnen und Linsen zu mildern: Man verwendet sie geschält. Entfernt man die Schale, zer-

Hülsenfrüchte sind ein überaus wertvolles Grundnahrungsmittel. Um unerwünschte Nebenwirkungen wie Blähungen zu vermeiden, können Sie geschälte Samen verwenden; die sind leichter verdaulich.

fallen die stärkereichen Samen zwar beim Kochen, doch sind sie dann erheblich leichter verdaulich.

Mag unsere Darmflora Süßes?

Nein, wahrscheinlich sind die netten Mikroben in unserer Dickdarmschleimhaut nicht sehr scharf auf Süßigkeiten. Bei einem Forschungsprojekt der EU fütterte man eine Gruppe Ratten mit Zucker, die andere mit Resistenter Stärke und schaute sich dann die Darmschleimhaut genau auf Schäden hin an. Das Ergebnis: Hatten die Ratten reichlich Zucker im Futter, zeigten sich mehr Vorboten für Darmkrebs. Andere Studien kamen zu ähnlichen Ergebnissen.

Milchzucker ist kein echter Ballaststoff, hat aber im Dickdarm eine prebiotische Wirkung. Es gibt ihn in Supermärkten, Drogeriemärkten und Apotheken zu kaufen.

Milchzucker – ein Ballaststoff?

Wer schon einmal Milchzucker pur verwendet hat, kennt meist auch den Effekt. Sind größere Mengen (z. B. ein oder zwei Esslöffel) dieses leicht löslichen und nur ganz mild süß schmeckenden Pulvers im Essen enthalten, wird die Verdauung

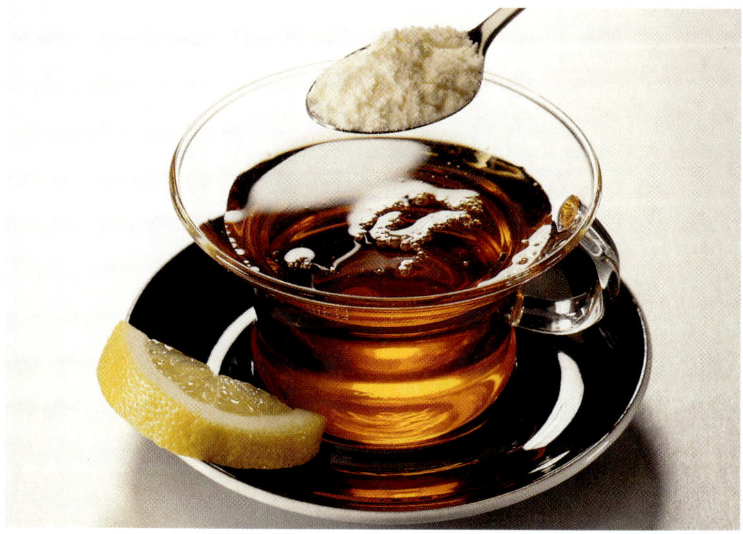

Milchzucker beschleunigt die Verdauung; zudem ist er für Diabetiker geeignet.

deutlich beschleunigt. Der Grund: Milchsäurebakterien lieben Milchzucker. Wenn Sie das Pulver löffelweise verwenden, landet immer ein kleiner Teil unverdaut im Dickdarm und hat dort prebiotische Wirkung. Die freundlichen Milchsäurebakterien vermehren sich dann kräftig und damit auch die Stuhlmenge. Doch als echter Ballaststoff gilt Milchzucker deshalb noch nicht. Wer ihn gut verträgt (lesen Sie dazu auch Seite 16, »Wenn Milch Bauchweh macht …«), sollte ihn ruhig beim Kochen und Backen verwenden. Er ist auch für Diabetiker gut geeignet, denn der Blutzuckerspiegel reagiert nur langsam auf diese Zuckerart.

Milchzucker gehört zu den »Leibgerichten« der Milchsäurebakterien. Wer ihn gut verträgt, kann einen Teil des täglichen Zuckers durch dieses weiße Pulver mit der milden Süße ersetzen.

Inulin – Feinkost für den Bifidus

Fasziniert sind viele Forscher von der Wirkung einer anderen Gruppe von löslichen Ballaststoffen, den so genannten Mehrfachzuckern (Oligosaccharide; sprich: Oligo-Sacharide). Vor allem die Oligofruktose, ein Stoff, der aus bis zu 60 Fruchtzuckermolekülen besteht, ist bereits sehr gut erforscht. Sicher ist der Fachbegriff vielen gesundheitsbewussten Lesern gänzlich unbekannt, doch gegessen hat jeder von uns Oligofruktose bereits unzählige Male. In den großen Zuckermolekülen bewahren über 30 000 Pflanzen ihre Energievorräte für die kalte Jahreszeit auf, daher ist Oligofruktose – ähnlich wie Stärke – in vielen traditionellen Lebensmitteln enthalten.

Wie kommt es, dass ein Stoff, der komplett aus Zucker besteht, wie ein Ballaststoff wirkt? Ganz einfach: Unsere Verdauungssäfte im Dünndarm bekommen die großen Moleküle einfach nicht klein. Die Zuckerkette ist so fest geknüpft, dass sie nicht in verdauliche kleine Stücke zerlegt werden kann. So gelangen die »Riesenzuckerstücke« unverdaut als Ballaststoff in den Dickdarm. Dort stürzen sich vor allem die Bifidusbakterien aus unserer Darmflora auf sie. Oligofruktose ist sozusagen das Lieblingsfutter dieser freundlichen Bakterien. Und genau das ist der Grund für die Begeisterung vieler Ernährungsexperten.

Oligosaccharide sind bereits in der Muttermilch vorhanden, sie sorgen für eine gesunde Bifidusflora im Darm der Säuglinge.

Der Ballaststoff Inulin

Eine sehr gute Quelle für Oligofruktose ist Inulin. Es wird vor allem in Belgien als feines weisses Pulver aus den Wurzeln der Zichorie (Chicorée) gewonnen. Die Prozedur ist einfach – heißes Wasser genügt, um den Naturstoff aus den klein geschnittenen Knollen herauszulösen.
Viele Gemüse und Getreide enthalten den in Wasser leicht löslichen und fast geschmacklosen Ballaststoff. So stecken beispielsweise in 100 Gramm Weizenmehl zwischen einem und vier Gramm Inulin, das sich übrigens auch im Brot wiederfindet, denn beim Backen geht es nicht verloren. Wer also viel Gemüse und Getreide isst, dessen Darmflora ist mit Sicherheit besser versorgt als die eines Menschen mit hohem Konsum an Fleisch, Wurst und Käse. Statistisch gesehen essen wir bereits etwa fünf bis acht Gramm Inulin pro Tag. Aber das scheint zu wenig zu sein. Vor allem, wenn man bedenkt, dass rund fünf Prozent der Deutschen in Umfragen angegeben haben, sie äßen niemals Gemüse, und zehn Prozent sagen, sie planten diese wichtigen Lebensmittel nur sehr selten ein.

Inulin hilft beim Kaloriensparen. Es liefert nur etwa 1 Kilokalorie pro Gramm. Zum Vergleich: 1 Gramm Fett liefert 9 Kilokalorien, 1 Gramm Eiweiß, Stärke oder Zucker liefern jeweils 4 Kilokalorien.

Ballaststoffe zum Angewöhnen

Doch auch absolute Gemüsefans können ihren Inulinkonsum kaum steigern, denn gerade die Gemüsesorten, die reichlich von dem nützlichen Ballaststoff enthalten, wie etwa Zwiebeln und Topinambur, lassen sich nur schwer in größeren Mengen täglich auf den Tisch bringen. Vor allem weil sie spürbar blähen. Reines Inulin verursacht – nach kurzer Eingewöhnungszeit – kaum Blähungen, denn die Bifidusbakterien, die sich vorzugsweise von diesem Ballaststoff ernähren, produzieren keine Gase. Allerdings werden Menschen, die sonst nur wenig Ballaststoffe konsumieren, anfangs bemerken, dass ihr Darm stärker gefüllt ist und sich mehr bewegt. Tests zeigen, dass unempfindliche Menschen täglich rund 30 Gramm Inulin essen können, ohne etwas davon zu merken. Wer sensibel auf ballaststoffreiche Nahrung reagiert, kann im Schnitt immerhin noch fünf bis zehn Gramm Inulin unter sein Essen mischen – ohne dass der Darm lästige Reaktionen zeigt.

Inulin – angenehm und wirksam

Die Wirkung von Oligosacchariden, wie sie in Inulin enthalten sind, wurde bereits in einer ganzen Reihe von Studien am Menschen überprüft. Das war nur möglich, weil bereits zu Beginn des Jahrhunderts bewiesen wurde, dass Inulin vollkommen ungiftig und ungefährlich ist. Es wird daher sogar für Infusionen

Inulin in Gemüse und Getreide

100 Gramm	Inulingehalt (g)
Banane	0,3 – 0,7
Roggenkörner	0,5 – 1
Gerstenkörner	0,5 – 1,5
Weizenkörner	1 – 4
Zwiebeln	2 – 6
Lauch/Poree	3 – 10
Artischocke	3 – 10
Knoblauchzehen	9 – 16
Zichorien- bzw. Chicorée-wurzel	15 – 20
Jerusalem-Artischocke	16 – 20
Löwenzahnblätter	12 – 15

Japanische Hersteller gewinnen Oligofruktose meist aus Sojabohnen, europäische aus den Wurzeln des Chicorées.

Schon ein leicht gehäufter Teelöffel Inulin (vier Gramm) pro Tag reicht aus, um die günstigen Bifidusbakterien in der Darmflora deutlich anwachsen zu lassen.

So wirkt Inulin

Beschwerden	Wirkung	Dosierung pro Tag
Durchfall	Inulin fördert nützliche Bifidusbakterien, die wiederum Durchfallerreger vertreiben	3–8 g Inulin
Verstopfung	Inulin erhöht das Stuhlgewicht, bindet Wasser, macht den Darminhalt geschmeidig und regt die natürlichen Bewegungen des Darms an	3–15 g Inulin
Hoher Blutdruck	Der diastolische Blutdruck sinkt leicht, der Mechanismus ist unbekannt; die Nieren werden entlastet	3–12 g Inulin
Erhöhter Blutzucker	Lösliche Ballaststoffe wie Inulin verzögern die Aufnahme von Kohlenhydraten aus dem Nahrungsbrei und verhindern so Blutzuckerspitzen	ab 4 g Inulin
Hoher Cholesterinspiegel	Darmbakterien scheiden einen Stoff (Propionsäure) aus, der in der Leber die Produktion von Cholesterin hemmt	6–18 g Inulin
Verminderte Leberfunktion	Es entstehen weniger leberschädliche Stoffe im Darm, so wird die Leber von ihrer Entgiftungsarbeit entlastet	ab 3 g Inulin

und andere medizinische Zwecke genutzt. Erst kürzlich belegte ein holländischer Experte, dass Inulin die Aufnahme von Mineralstoffen wie Eisen und Kalzium aus der Nahrung fördert. Das ist besonders interessant, denn unlösliche Ballaststoffe wie etwa Weizenkleie bewirken eher das Gegenteil.

Was ist dran am Bifidus?

Seit fast 20 Jahren halten japanische Forscher Bifidusbakterien für die wichtigsten und besonders gesundheitsfördernden Bestandteile der menschlichen Darmflora. Wissenschaftler haben für ihre Annahme gute Gründe. Etwa ein Viertel der Bakterien in der Darmflora eines gesunden Erwachsenen besteht aus Bifidusbakterien, bei einem gestillten Neugeborenen sind es noch 95 Prozent. Die nützlichen Mikroben können schädliche Keime wie etwa Salmonellen und Escherichia coli verdrängen, denn die Mikroben schaffen ein saures Klima im Darm, das gesundheitsschädigende Fäulnisbakterien und Krankheitserreger nicht vertragen. Außerdem verfügen die Mikroben – wie übrigens andere Milchsäurebakterien auch – über einen chemischen Kampfstoff, beim Bifidus Bifidin genannt, der die gefährlichen Bestandteile der Darmflora (z. B. Salmonellen, Listerien und sogar Choleraerreger) zurückdrängt. Japanische Forscher konnten bereits 1986 zeigen, dass mit dem zusätzlichen Verzehr von unverdaulichen Zuckern (Oligosacchariden) der Anteil an Bifidusbakterien in der Darmflora deutlich ansteigt. 1995 wiesen auch europäische Wissenschaftler diesen Effekt nach; sie gaben gesunden Erwachsenen täglich 15 Gramm Inulin – mit großem Erfolg: Der Anteil der Bifidusbakterien in der Darmflora wuchs von 17 Prozent auf rund 70 Prozent an.

Bei überreichlichem Konsum von Fett, Fleisch und Alkohol gerät die Darmflora aus dem Gleichgewicht. Schädliche Bakterien produzieren dann immer mehr Gifte.

Bifidus gegen Giftproduzenten

Vor allem wenn wir regelmäßig reichlich Fettes und große Fleischportionen essen und vielleicht auch noch gern täglich

Fehlbesiedlung nennen es Experten, wenn sich in der Darmflora anstelle von nützlichen Milchsäure- und Bifidusbakterien schädliche Keime wie etwa Staphylokokken oder Escherichia coli ausbreiten.

Schnaps und Bier trinken, werden im Dickdarm erhebliche Mengen gesundheitsschädigender Stoffe gebildet. So entstehen z. B. Ammoniak und Amine (Lebergifte), Nitrosamine, Phenole und Kresole (Krebs erregend), endogene Östrogene (als Auslöser von Brustkrebs verdächtigt), sekundäre Gallensäuren (Darmkrebsauslöser) und andere schädliche Substanzen. Wenn man bedenkt, dass unser Kot fast zur Hälfte aus abgestorbenen Bakterien besteht, kann man sich leicht vorstellen, dass die Giftmengen beträchtlich ausfallen und über das Blut den ganzen Körper belasten. Es sind allerdings ganz bestimmte Bakteriengruppen (vor allem Escherichia coli und Clostridien), die den Löwenanteil dieser Gifte produzieren. Doch wenn man die im Darm wohnenden Bifidusbakterien zusätzlich mit drei bis sechs Gramm Inulin täglich füttert, sinkt der Gehalt an giftigen Stoffen im Stuhl innerhalb von etwa drei Wochen um mehr als 40 Prozent – das bestätigen gleich mehrere Studien japanischer Wissenschaftler.

Die optimale Zusammensetzung der Darmflora bewirkt nicht nur eine optimale Nährstoffverwertung und -verdauung, sondern erhöht das gesamte Wohlbefinden.

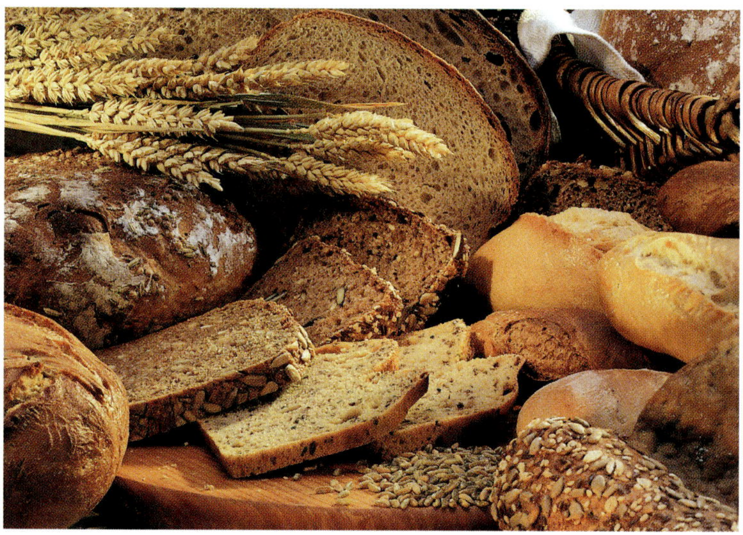

Getreideprodukte enthalten Inulin, das die Aufnahme von Mineralstoffen wie Eisen und Kalzium aus der Nahrung fördert.

Andere Ballaststoffe

Natürlich ist es nicht der Weisheit letzter Schluss, nur eine Bakterienfamilie wie etwa die Bifidusbakterien zu »füttern«. Je mehr unterschiedliche Nützlinge in der Darmflora zu Hause sind, desto besser reagiert das Immunsystem. Freundliche Darmbewohner lieben nicht nur Stärke und Inulin, sondern auch andere lösliche Ballaststoffe wie etwa die aus Hafer und Gerste stammenden Schleimstoffe, von Fachleuten Beta-Glukane genannt. Besonders reich an dieser Art von Ballaststoffen sind Haferflocken, Haferkleie, Graupen und Müslis mit Gersten- und Haferflocken. Getrocknete Hülsenfrüchte wie etwa Erbsen, Bohnen und Linsen sind ebenfalls reich an wasserlöslichen Ballaststoffen, die als Futter für die Darmflora dienen können. Auch sie fielen den Forschern auf, weil sie bei Menschen mit gestörtem Fettstoffwechsel den Cholesterinspiegel senken, wenn man reichlich davon isst. Allerdings fehlen hier Studien am Menschen.

100 Gramm Haferflocken enthalten etwa fünf Gramm wasserlösliche Ballaststoffe (Beta-Glukane). Haferkleie liefert fast die doppelte Menge, nämlich neun Gramm.

Pektin – aus Früchten und Gemüse

Den löslichen Ballaststoff Pektin kennen viele vom Einmachen als Geliermittel. Er kommt vor allem in Äpfeln und Stachelbeeren, aber auch in Gemüsen wie Karotten und Blumenkohl vor. Pektin nimmt verblüffend viel Wasser auf: Ein Gramm kann 60 Gramm Wasser binden. Wie andere lösliche Ballaststoffe wird auch Pektin im Darm durch die Mikroflora abgebaut. Dabei entstehen kurzkettige Fettsäuren, die an der Regulierung des Cholesterinspiegels beteiligt sind. Welche Bakterienstämme sich bevorzugt von Pektin ernähren, ist noch nicht erforscht, jedoch wurde der blutzucker- und cholesterinsenkende Effekt dieses Ballaststoffs bereits bewiesen.

Leider muss immer wieder beobachtet werden, dass mit steigendem Wohlstand die Menge an Ballaststoffen in der Nahrung zurückgeht.

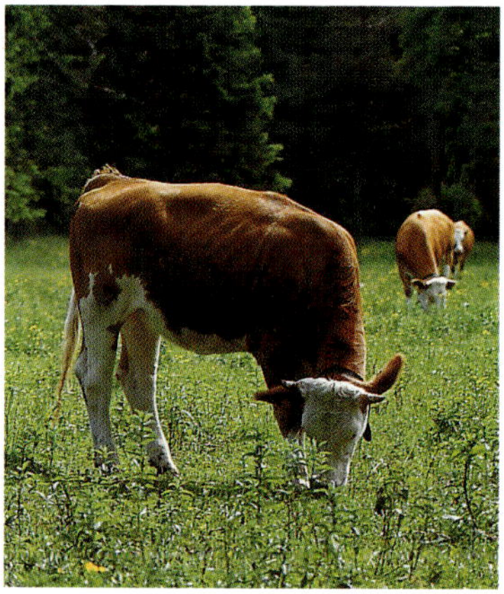

Mikroben in den Mägen der Rinder produzieren die wichtige Fettsäure CLA, die sich auch im Milchfett wiederfindet.

Perspektiven der Forschung

Mikroben produzieren noch wirksamere Fettsäuren gegen Krebs

Große Entdeckungen in puncto gesunder Ernährung sind so selten wie Treffer im Lotto. Doch dem amerikanischen Biochemiker Michael Pariza scheint ein solcher Hauptgewinn gelungen zu sein.

Anfang der siebziger Jahre vermuteten die amerikanischen Gesundheitsbehörden Krebs fördernde Substanzen im Fleisch der Hamburger. Professor Pariza sollte sie finden. Er stöberte die schädlichen Dinge schließlich in der braunen Kruste der Fleischplätzchen auf – und fand gleichzeitig einen Stoff, der ihr Entstehen verhindert: eine Fettsäure namens CLA (Conjugated Linoleic Acid). Der Schutzstoff entsteht durch einen Bakterienstamm mit dem schier unaussprechlichen Namen Butyrivibrio fibrisolvens. Die Mikroben sitzen in den Wiederkäuermägen von Kuh und Schaf und sorgen dafür, dass sich die Fettsäure in Rind- und Lammfleisch, aber vor allem im Milchfett und damit in allen fetthaltigen Milchprodukten wie Sahne, Joghurt und Käse wiederfindet.

Eine unscheinbare Variante der Linolsäure, die Fettsäure CLA, zeigt erstaunliche Wirkungen: Im Kampf gegen Tumorzellen scheint sie – zumindest im Tierversuch – ein potentes Mittel zu sein.

Krebsmittel aus dem Kuhmagen?

Mit den Augen des Chemikers betrachtet ist CLA nur eine unscheinbare Variante der schon seit Jahrzehnten als lebenswichtig bekannten Linolsäure, die in fast allen Pflanzenölen vorkommt. Ihre Wirkung ist allerdings verblüffend. Im Tierversuch erwies sich CLA als potentes Antikrebsmittel: Die Fettsäure verhindert Haut- und Magenkrebs, stoppt Brustkrebs besonders wirksam und tötet in Zellkulturen menschliche Tumorzellen zuverlässig ab. Weil CLA anstelle von anderen ungesättigten Fettsäuren in die Hülle fast aller Zellen eingebaut wird, glauben Wissenschaftler, dass diese Fettsäure nicht nur wie manche Medikamente auf einzelne Krebsarten wirkt, sondern helfen könnte, den ganzen Körper zu schützen.

Mit einer Fettsäure gegen Fettpolster?

Klingt traumhaft: Körpereigene Appetithemmer helfen, das Körpergewicht zu regulieren.

Bei einer der vielen Studien an Mäusen, denen die aus Schaf-, Rinder und Milchfett gewonnene Fettsäure ins Futter gemischt wurde, stellten die Forscher verblüfft fest, dass die Tiere mit der Zeit überschüssiges Bauchfett verloren, aber keineswegs kränklich und mager wirkten. Nach einigen Wochen mit dem CLA-Futter waren die Tiere schlank, besaßen aber viel mehr Muskeln als vorher. Mit einem solchen Effekt hatte niemand gerechnet. Nun mussten die Forscher herausfinden, wie es dazu kam. Die US-Forscher sind sicher, dass die neu entdeckte Fettsäure bei der Bekämpfung von Übergewicht eine zentrale

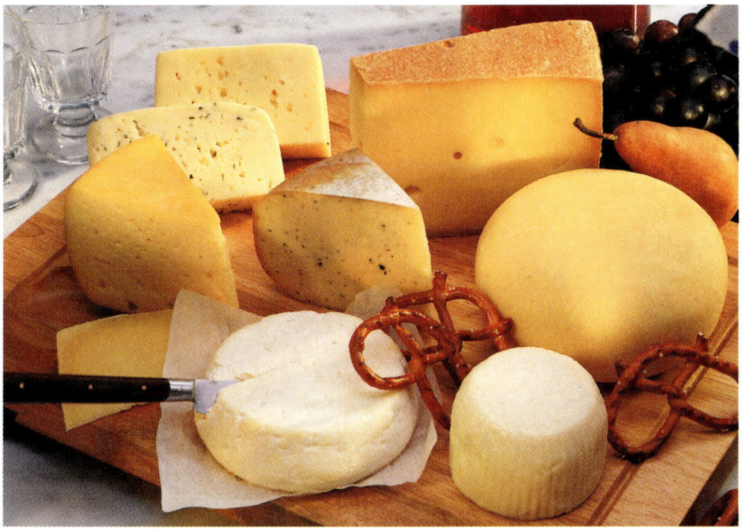

Die antioxidative Fettsäure CLA steckt vor allem im Fett von Milchprodukten wie Butter und Käse. Bioprodukte enthalten wesentlich mehr von dem nützlichen Stoff als konventionelle Ware.

Rolle spielen wird. Sie erklären die Wirkung so: CLA ist ein wichtiger neu entdeckter Nährstoff, der – ähnlich wie andere Fettsäuren – im großen Zusammenspiel des Stoffwechsels eine wichtige Funktion hat. Über Zellbotenstoffe (Zytokine; siehe Kasten) greift CLA regulierend in die Energiegewinnung des Körpers ein. Die Fettsäure wirkt dabei wie ein körpereigener Appetithemmer und regt die Produktion von Wachstumshormonen an. Das bedeutet konkret: Fettzellen werden geleert und Muskelzellen aufgebaut, das erhöht den Energieverbrauch zusätzlich. Durch unsere modernen Essgewohnheiten, so meinen die Experten, ist CLA wohl zur Mangelware geworden. Vielleicht haben wir deshalb so viele Dicke. Die Ergebnisse der CLA-Forscher überzeugen inzwischen auch die amerikanische Bundesaufsichtsbehörde FDA (Food and Drug Administration). Nach anfänglicher Skepsis beteiligt sich das Amt nun an der CLA-Forschung und hat bereits Einzelheiten des Wirkmechanismus entschlüsselt.

Zytokine – so genannte Zellbotenstoffe – sind eng mit unserem Immunsystem verbunden und beeinflussen auch den Energiestoffwechsel unseres Körpers.

Zellbotenstoffe

Nahezu alle Zellen unseres Körpers produzieren Substanzen, die ihnen helfen, mit ihren Nachbarzellen zu »reden«. Die meisten dieser Stoffe sind eng mit unserem Immunsystem verbunden und reagieren z. B. auf Verletzungen oder Entzündungen, sie wirken mit bei der Blutbildung und regulieren das Wachstum bestimmter Gewebe. Aber die Zellbotenstoffe, Fachleute nennen sie Zytokine, beeinflussen auch den Energiestoffwechsel unseres Körpers. Vereinfacht gesagt: Botenstoffe, wie etwa das Interleukin, entscheiden mit über unser Körpergewicht. Sie können uns den Appetit nehmen, im Darm die Aufnahme von Nährstoffen bremsen und gleichzeitig den Energieverbrauch erhöhen.

Ökolandwirtschaft für mehr Muskeln

Noch sind die Zusammenhänge nicht gänzlich geklärt. Immerhin könnte es sein, dass die Figurprobleme vieler Menschen mit einem Mangel an CLA zusammenhängen. Dann läge ein Grund dafür in den Methoden der heutigen Landwirtschaft. Denn die CLA-produzierenden Mikroben im Pansen der Kühe mögen kein konserviertes industrielles Mastfutter. Daher enthält Biomilch von Kühen, die mit faserreichem Futter artgerecht ernährt werden, zwei- bis dreimal so viel von der nützlichen Fettsäure.

Auch in der menschlichen Darmflora sitzen vielleicht Mikroben, die CLA herstellen, wenn man ihnen durch eine ballaststoffreiche Ernährungsweise die Chance dazu gibt. Dies ist bisher nur eine Vermutung, doch klar ist bereits, dass nicht nur die Mikroflora von Wiederkäuern CLA herstellen kann, sondern auch die von Lebewesen mit nur einem Magen (wie der Mensch). Einige Experten würde das nicht wundern, denn sie haben bereits beobachtet, dass mehr prebiotische Ballaststoffe in unserer Nahrung nach einer Weile die Fettpolster schmelzen lassen.

CLA-Gehalt in Nahrungsmitteln

Was die Wissenschaftler total verblüfft, ist die Tatsache, dass sie zum ersten Mal in tierischen Lebensmitteln auf eine Schutzsubstanz gegen Krebs und Arteriosklerose gestoßen sind. Bisher gab es so gute Nachrichten nur von pflanzlicher Kost zu vermelden. Die nützliche Fettsäure CLA steckt jedoch in Milcherzeugnissen wie etwa Käse, im Fettanteil von Quark, Joghurt und Milch und im Fettanteil des Fleisches wiederkäuender Tiere wie Rind und Lamm. Schweine- und Geflügelfleisch enthält dagegen kein CLA. Da man den Gehalt der heilsamen Fettsäure durch artgerechte Haltung und faserreiches Naturfutter erhöhen kann, gibt es für den Verbraucher neben dem Tierschutz einen handfesten Grund, sich Milchprodukte und ein Stück Rind- oder Lammfleisch vom Biobauern zu holen.

CLA-reiches Biofleisch: Wer nur ab und zu ein Stück Fleisch isst, kann sich etwas wirklich Gutes gönnen, auch wenn es etwas mehr kostet.

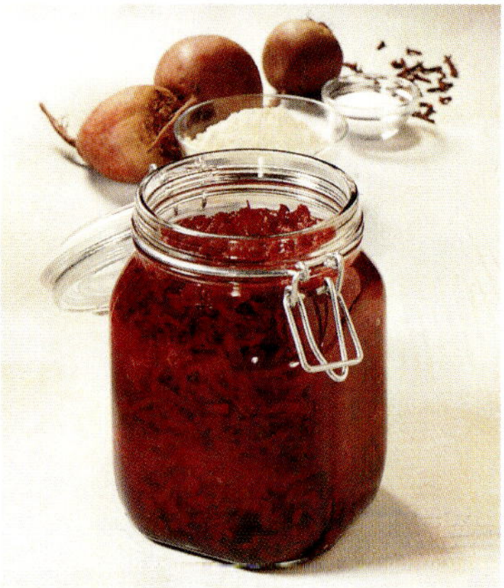

Auch Blaukraut (Rotkohl) lässt sich milchsauer einlegen und enthält dann die verdauungsfördernden Milchsäurebakterien.

Milchsaures Gemüse ist Frischkost, die noch große Mengen sekundärer Pflanzenstoffe enthält, aber nur wenige Kalorien.

Gut kochen, besser essen

Wenn Sie den ersten Teil des Buches gelesen haben und den vielen Informationen über Milchsäurebakterien und Ballaststoffe gefolgt sind, fragen Sie sich vielleicht: Wie sieht das Ganze nun praktisch aus? Was soll ich kochen? Eine langfristige Umstellung der Ernährungsgewohnheiten gelingt am besten, wenn man sich nichts verbietet, sondern sich vornimmt, etwas Neues zusätzlich auszuprobieren. Werfen Sie also Ihre Lieblingsrezepte nicht weg, sondern ergänzen Sie sie. So sind die folgenden Rezepte eine Anregung, Ihr Repertoire zu vervollständigen, Sie aber keineswegs in ein striktes Diätregime einzuzwängen.

Milchsaure Rohkost

Auf die Methode kommt es an …

Wer möchte schon gern ein Fass oder große Gärtöpfe mit stark riechendem Inhalt in der Küche herumstehen haben. Unsere Großmütter konnten für diesen Zweck meist einen geeigneten Keller nutzen. Doch für uns ist diese Art von Vorratshaltung bei Wohnungen mit knapp bemessener Quadratmeterzahl nicht gerade zeitgemäß. Die folgenden Rezepte sind deshalb für kleine Haushalte entwickelt worden und für den heutigen Lebensstil ausprobiert.
Obwohl in den Rezepten Milchzucker als Zutat auftaucht, vertragen Menschen mit Laktasemangel (Laktoseintoleranz) dieses milchsaure Gemüse problemlos. Der Grund: Die Milchsäurebakterien vergären den zugefügten Milchzucker und versorgen den Darm zusätzlich mit dem notwendigen Enzym, so dass es keine Verdauungsstörungen gibt.

Milchsaure Karotten

Für 3 Gläser à 500 Milliliter

- 20 g Salz (1 gehäufter EL)
- 20 g Milchzucker
- 1 kg Karotten
- etwa 20–30 g Sauerkraut, frisch und unerhitzt (Dosenware ist ungeeignet)

■ *Kilokalorien: 115*
Kilojoule: 484
Kohlenhydrate: 23 g
Fett: 0,7 g
Ballaststoffe: 11 g
Angaben pro Glas

1 1 Liter Wasser mit Salz und Milchzucker aufkochen und lauwarm abkühlen lassen.
2 Die Karotten waschen, schälen und dabei alle unansehnlichen Stellen sorgfältig entfernen. Das Gemüse in der Küchenmaschine grob raspeln.
3 Die Gläser gründlich heiß spülen und abtrocknen. Das Sauerkraut in die 3 Gläser verteilen. Die Karotten so einfüllen, dass oben für die Gärung etwas Platz bleibt. Mit der erkalteten Salz-Milchzucker-Lake übergießen. Den Deckel nicht zu fest aufschrauben, damit noch Luft entweichen kann.
4 Das Gemüse auf einem Untersatz bei Zimmertemperatur zwischen 4 und 7 Tage stehen lassen. Eventuell noch etwas von der Flüssigkeit nachfüllen, falls das Gemüse nicht mehr bedeckt sein sollte. Wenn in den Gläsern kleine Luftblasen aufsteigen und ein leises bitzelndes (blubberndes) Geräusch zu hören ist, gelingt die milchsaure Gärung.

Tip Nach demselben Rezept können Sie auch Rettich, weiße Rüben oder Steckrüben milchsauer einlegen. Mischungen sind ebenfalls möglich. Wichtig ist, dass die Zutaten im Glas immer fein zerkleinert sind, also in dünne Scheiben geschnitten oder geraspelt.
Wichtig ist, dass die Gläser sehr gründlich ausgespült sind, damit der Inhalt nicht verdirbt oder verschimmelt. Am besten kurz bevor das einzulegende Gemüse eingefüllt wird, heiß ausspülen oder sogar auskochen.

Apfel-Karotten-Rohkost

Für 4 Portionen

- 2–3 Äpfel
- 1 Glas milchsaure Karotten à 500 g (siehe oben)
- 2 EL kaltgepresstes Sonnenblumen- oder Walnussöl
- 2 EL Sonnenblumenkerne
- 125 g Joghurt mit lebenden Kulturen

■ *Kilokalorien: 206*
Kilojoule: 866
Kohlenhydrate: 22 g
Fett: 10 g
Ballaststoffe: 6 g
Angaben pro Portion

1 Die Äpfel schälen, die Kerngehäuse herausschneiden und das Fruchtfleisch grob raspeln.
2 Die Karotten leicht abgetropft mit den Äpfeln vermischen. Öl unterheben und den Salat mit Sonnenblumenkernen bestreut anrichten. Auf jede Portion einen Klacks Joghurt geben.

Sauerkraut für den Start

Früher ließ man das Gemüse mit Salzlake bedeckt einfach so lange stehen, bis sich genügend »wilde« Milchsäurebakterien aus der Umgebung darin niederließen und nach und nach andere Bakterienarten durch ihre Säure vertrieben. Doch ob dabei ein wohlschmeckendes, frisch säuerliches Gemüse entstand, ob eine muffige Angelegenheit daraus wurde oder ob Schimmel das Ganze am Ende mit einer weißlichen Schicht überzog, war mehr oder weniger Glückssache.
Profis verwenden deshalb heute so genannte Starterkulturen. Das sind – ähnlich wie etwa bei der Backhefe – speziell für diesen Zweck gezüchtete Bakterien. Die Starterkulturen garantieren eine stabile Gärung und entscheiden über den guten Geschmack.

Beim Einlegen von Gemüse hilft ein Teelöffel Milchzucker die nützlichen Milchsäurebakterien anzulocken. Unerwünschte Schimmel- und Hefepilze können ihn nicht verdauen und geraten auf diese Weise ins Hintertreffen.

Je besser das Sauerkraut, desto besser der Geschmack

- Weil es für den privaten Haushalt noch keine solchen Starterkulturen gibt, kann man sich damit behelfen, gekauftes frisches Sauerkraut vom Fass, das die gewünschten Bakterien in ausreichender Menge enthält, als Starter zu verwenden. Frisches Sauerkraut wird in Gemüseläden und im Reformhaus verkauft. Je besser das Sauerkraut, desto besser auch der Geschmack des Gemüses. Sauerkraut, das beim Kauf schon leicht käsig riecht oder beim genauen Hinschauen Schimmelspuren zeigt, verdirbt den Ansatz.
- Damit sich die Bakterien von Anfang an wohl fühlen, sich schnell vermehren und sofort mit ihrer Arbeit beginnen, gibt man ihnen (ähnlich wie beim Vorteig für die Hefe) etwas »Futter« in die Aufgussflüssigkeit. Weil Milchsäurebakterien, ganz im Gegensatz zu Hefe- und Schimmelpilzen, gern Milchzucker mögen, kommt anstelle von Zucker ein Teelöffel Milchzucker in die Salzlake.

Milchsaurer Chinakohl

Für 3 Gläser à 500 Milliliter

- 20 g Salz (1 gehäufter EL)
- 20 g Milchzucker
- 1 Kopf Chinakohl (etwa 1 kg)
- 1 Stück frische Ingwerwurzel
- 1–2 frische Chilischoten
- 2–3 Knoblauchzehen
- etwa 30 g Sauerkraut, frisch und unerhitzt (Dosenware ist ungeeignet)

1 1 Liter Wasser mit Salz und Milchzucker aufkochen lassen, dann vom Herd nehmen und lauwarm abkühlen lassen.
2 Den Chinakohl waschen und alle unansehnlichen Stellen sorgfältig entfernen, dann in feine Streifen schneiden. Die Ingwerwurzel schälen und in Scheiben schneiden; die Chilischoten halbieren, die Kerne entfernen und das Fruchtfleisch in Streifen schneiden. Den Knoblauch schälen und fein hacken.
3 Die Einfüllgläser gründlich heiß spülen und abtrocknen. Den Kohl, die Würzzutaten und das Sauerkraut in die 3 Gläser verteilen und fest zusammendrücken. Dabei nur so viel der Zutaten in die Gläser füllen, dass oben für die Gärung etwas Platz bleibt.
4 Den Kohl mit der erkalteten Salz-Milchzucker-Lake übergießen. Den Deckel nicht zu fest aufschrauben, damit noch Luft beim ersten einsetzenden Gärprozess entweichen kann. Das Gemüse auf einem Untersatz bei Zimmertemperatur 4 bis 7 Tage stehen lassen. Eventuell noch etwas von der Salz-Milchzucker-Lake nachfüllen, falls nötig.
5 Wenn in den Gläsern kleine Luftblasen aufsteigen und ein leises bitzelndes (blubberndes) Geräusch zu hören ist, gelingt die milchsaure Gärung.
6 Ist das Gemüse gut durchgegoren, die Gläser für den Vorrat in den Kühlschrank stellen.

■ *Kilokalorien: 72*
Kilojoule: 301
Kohlenhydrate: 12 g
Fett: 0 g
Ballaststoffe: 5 g
Angaben pro Glas

Tip Dieses kräftig gewürzte milchsaure Gemüse schmeckt gut als Beilage zu milden Reisgerichten, zu Bratfisch oder einfach zum Butterbrot. Wer es gern exotisch mag, gibt noch einige Tropfen Sesamöl darüber.

Scharf gewürzter Chinakohlsalat

Das Rezept für den kräftig gewürzten Chinakohl ist dem koreanischen Sauergemüse Kimchi nachempfunden, allerdings etwas vereinfacht und für die europäische Zunge gemildert.

Für 4 Personen

- 2 rote Paprikaschoten, 400 g
- 3 EL Olivenöl
- 1 Glas Chinakohl (siehe oben)

1 Paprikaschoten halbieren, entkernen und das Fruchtfleisch in mundgerechte Stücke schneiden. In heißem Olivenöl bei mittlerer Hitze 5 Minuten braten.
2 Paprika auf 4 flachen Tellern anrichten und den abgetropften Chinakohl darauf verteilen.

■ *Kilokalorien: 95*
Kilojoule: 398
Kohlenhydrate: 4 g
Fett: 8 g
Ballaststoffe: 2 g
Angaben pro Portion

Milchsaure Zwiebeln

Für 2 Gläser à 500 Milliliter

- 20 g Salz (1 gehäufter EL)
- 30 g Milchzucker (1 ½ gehäufte EL)
- 750 g Zwiebeln (geschält und gewogen)
- 50 g Sauerkraut, frisch und unerhitzt (Dosenware ist ungeeignet)

■ *Kilokalorien: 188*
Kilojoule: 788
Kohlenhydrate: 38 g
Fett: 1 g
Ballaststoffe: 12 g
Angaben pro Glas

1 1 Liter Wasser mit Salz und Milchzucker aufkochen und lauwarm abkühlen lassen.

2 Von den Zwiebeln alle unansehnlichen Stellen sorgfältig entfernen. Das Gemüse in der Küchenmaschine in feine Scheiben schneiden (Vorsicht: Tränen!).

3 Die Gläser gründlich heiß spülen und abtrocknen. Das Sauerkraut in die Gläser verteilen. Die Zwiebeln einfüllen und mit der abgekühlten Salz-Milchzucker-Lake übergießen. Den Deckel locker aufschrauben, damit noch Luft entweichen kann, und das Glas einmal kurz schütteln.

4 Die Gläser mit dem Gemüse auf einen Teller stellen und das Gemüse bei Zimmertemperatur 4 bis 7 Tage stehen lassen. Eventuell noch etwas von der Flüssigkeit nachfüllen. Wenn in den Gläsern kleine Luftblasen aufsteigen und ein leises bitzelndes (blubberndes) Geräusch zu hören ist, ist die milchsaure Gärung voll im Gang.

5 Ist das Gemüse gut durchgegoren, die Gläser für den Vorrat in den Kühlschrank oder einen kühlen Keller stellen.

Info Milchsaure Zwiebeln sind eine herzhafte Beigabe zu belegten Broten oder zu gebratenem Fisch. Sie schmecken aber auch gut anstelle von frischen Zwiebeln in gemischten Salaten und in der Sauce für Blattsalate.

Zwiebelsalat mit Orangen

Für 4 Personen

- 3 Orangen
- 150 g abgetropfte milchsaure Zwiebeln (siehe oben)
- Pfeffer aus der Mühle
- 1 TL milder Senf
- Zucker
- Salz und Zitronensaft
- 3 EL Öl

■ *Kilokalorien: 112*
Kilojoule: 468
Kohlenhydrate: 9 g
Fett: 6 g
Ballaststoffe: 3 g
Angaben pro Portion

1 Die Orangen gründlich schälen, so dass die weiße Haut so gut wie möglich entfernt ist. Die Fruchtfilets in dünne Scheiben schneiden und auf einer Platte anrichten. Die milchsauren Zwiebeln darauf verteilen und pfeffern.

2 Für das Dressing 1 Esslöffel von der Einlegeflüssigkeit der Zwiebeln mit Senf und 1 Prise Zucker verrühren, eventuell mit etwas Salz und Zitronensaft abschmecken. Das Öl unterschlagen und über den Salat verteilen.

Milchsaure Rote Bete

Für 3 Gläser à 500 Milliliter

- 20 g Salz (1 gehäufter EL)
- 30 g Milchzucker (1 ½ gehäufte EL)
- 1,2 kg Rote Bete
- etwa 20–30 g frisches unerhitztes Sauerkraut (Dosenware ist ungeeignet)
- 3–6 Kardamomkapseln oder Nelken

■ *Kilokalorien: 311*
Kilojoule: 1306
Kohlenhydrate: 56 g
Fett: 0,5 g
Ballaststoffe: 13 g
Angaben pro Glas

1 1 Liter Wasser mit Salz und Milchzucker aufkochen und lauwarm abkühlen lassen.
2 Die Rote Bete schälen und dabei alle unansehnlichen Stellen sorgfältig entfernen. Das Gemüse in der Küchenmaschine grob raspeln.
3 Die Gläser gründlich heiß spülen und abtrocknen. Das Sauerkraut und, falls gewünscht, Kardamom oder Nelken in den Gläsern verteilen. Die Rote Bete einfüllen, dabei leicht festdrücken, so dass oben für die Gärung Platz bleibt. Mit der erkalteten Salz-Milchzucker-Lake übergießen. Den Deckel nicht zu fest aufschrauben, damit Luft entweichen kann.
4 Das Gemüse auf einem Untersatz bei Zimmertemperatur 4 bis 7 Tage stehen lassen. Eventuell noch etwas von der Flüssigkeit zugeben.
Wenn in den Gläsern kleine Luftblasen aufsteigen und ein leises bitzelndes (blubberndes) Geräusch zu hören ist, gelingt die milchsaure Gärung.

Tip Nach diesem Rezept lassen sich auch Rettich und Steckrüben milchsauer einlegen.

Info Auf die einwandfreie Qualität der Gemüse achten. Auch kleine Faulstellen können die milchsaure Gärung verderben, weil sie Schimmelpilze und Hefen hineintragen. Auch wenn keine Faulstellen zu sehen sind, die Sachen aber sehr muffig und etwas nach Keller riechen, sollten Sie sie lieber nicht einlegen.

Gurkensalat mit Roter Bete

Für 4 Personen

- 1 Salatgurke
- 1 Glas Rote Bete (siehe oben)
- 150 g Joghurt mit lebenden Kulturen
- 1 EL Öl
- 1–2 TL geriebener Meerrettich
- Salz, Pfeffer aus der Mühle
- Zucker

■ *Kilokalorien: 137*
Kilojoule: 609
Kohlenhydrate: 18 g
Fett: 4 g
Ballaststoffe: 5 g
Angaben pro Portion

1 Die Salatgurke schälen und in Würfel schneiden. Die leicht abgetropfte Rote Bete untermischen.
2 Für die Sauce den Joghurt mit Öl und Meerrettich verrühren. Mit Salz, Pfeffer und 1 Prise Zucker kräftig würzen.
3 Den Salat auf 4 Tellern anrichten und auf jede Portion einen dicken Klacks Joghurtsauce geben.

Für 3 Gläser à 500 Milliliter

- 20 g Salz (1 gehäufter EL)
- 20 g Milchzucker (1 gehäufter EL)
- ca. 1 kg Fenchelknollen
- etwa 20–30 g frisches unerhitztes Sauerkraut (Dosenware ist ungeeignet)
- 1 kleines Stück unbehandelte Zitronenschale (fingernagelgroß)

■ *Kilokalorien: 150*
Kilojoule: 679
Kohlenhydrate: 14 g
Fett: 0 g
Ballaststoffe: 10 g
Angaben pro Glas

Milchsaurer Fenchel

1 1 Liter Wasser mit Salz und Milchzucker aufkochen und lauwarm abkühlen lassen.

2 Den Fenchel waschen, alle unansehnlichen Stellen von den Knollen entfernen. Das Gemüse in der Küchenmaschine in feine Scheiben schneiden.

3 Die Gläser gründlich heiß spülen und abtrocknen. Das Sauerkraut und die Zitronenschale in die 3 Gläser verteilen. Den Fenchel dabei leicht andrücken, so dass oben für die Gärung etwas Platz bleibt. Mit der erkalteten Salz-Milchzucker-Lake übergießen. Den Deckel nicht zu fest aufschrauben, damit noch Luft entweichen kann.

4 Das Gemüse bei Zimmertemperatur 4 bis 7 Tagen stehen lassen. Eventuell noch etwas von der Flüssigkeit nachfüllen. Wenn in den Gläsern kleine Luftblasen aufsteigen und ein leises bitzelndes (blubberndes) Geräusch zu hören ist, gelingt die milchsaure Gärung.

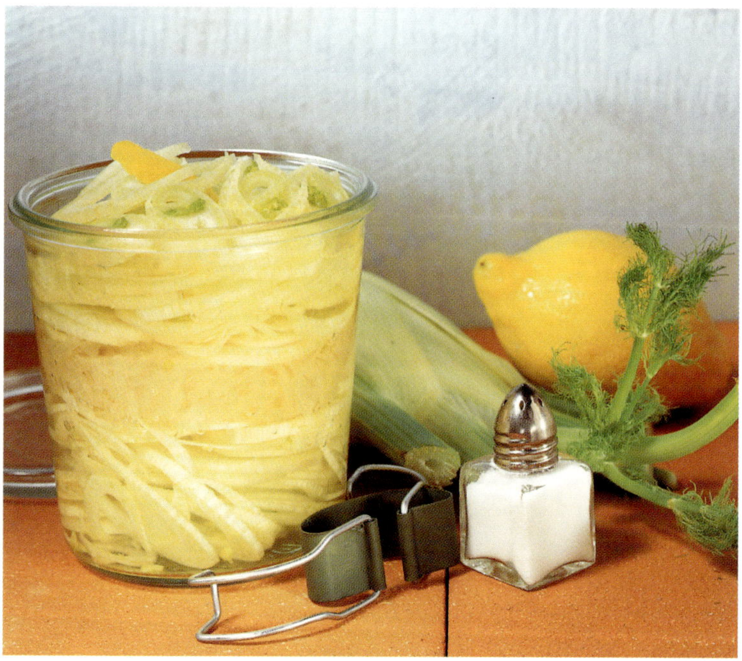

Eine delikate Beilage oder ein pikantes Hauptgericht für einen Rohkosttag – milchsauer vergorener Fenchel.

Sauerkrautsalat mit Senfdressing

1 Sauerkraut mit zwei Gabeln auflockern und eventuell klein schneiden. Äpfel schälen, entkernen und das Fruchtfleisch grob raspeln. Sofort mit dem Sauerkraut vermischen, damit die Äpfel nicht braun werden.
2 Für das Dressing Joghurt mit Sahne, Honig und Senf verrühren. Mit wenig Salz und reichlich Pfeffer abschmecken.
3 Das Dressing mit der Sauerkraut-Apfel-Mischung vermengen und vor dem Servieren kurz durchziehen lassen, damit sich der Geschmack entfaltet.

Info Dieses Rezept können Sie statt mit Äpfeln auch mit frischen Beeren wie etwa Erdbeeren oder Himbeeren abwandeln. Ebenfalls apart: mit Aprikosen.
Schnelle köstliche Salatsauce für milchsaure Rohkost: 1 Becher Joghurt (150 Gramm) mit 2 Teelöffel Inulin, 1 zerdrückte Knoblauchzehe und 2 Teelöffel Schnittlauchröllchen glattrühren. Mit 1 Prise Zucker und reichlich Pfeffer abschmecken.

Für 4 Personen

- 350 g frisches Sauerkraut (Dosenware ist ungeeignet)
- 3 Äpfel
- 150 g Joghurt mit lebenden Kulturen
- 100 g Schlagsahne
- 2 TL Honig
- 2 TL Senf
- Salz, Pfeffer aus der Mühle

■ *Kilokalorien: 193*
Kilojoule: 810
Kohlenhydrate: 21 g
Fett: 10 g
Ballaststoffe: 5 g
Angaben pro Portion

Paprika-Sauerkraut-Salat

1 Die Parikaschoten halbieren, die Kerne herausschneiden und das Fruchtfleisch in Streifen schneiden. Mit dem klein geschnittenen Sauerkraut vermengen.
2 Lauchzwiebeln putzen, waschen und in feine Ringe schneiden und untermischen. Den Salat mit Öl beträufeln und gut durchziehen lassen. Mit 1 Prise Zucker und wenig Salz nachwürzen.
3 Den Salat auf Teller verteilen, auf jede Portion einen Klacks Joghurt geben. Mit grobem Pfeffer und Erdnusskernen bestreut servieren.

Tip Das simpelste Sauerkrautsalatrezept: Sauerkraut mit zwei Gabeln lockern, auf den Teller geben. Etwas gutes Speiseöl darüber träufeln und mit Pfeffer aus der Mühle bestreuen. Das macht wirklich keine Mühe.

Für 4 Personen

- 2 rote oder gelbe Paprikaschoten
- 200 g frisches Sauerkraut (Dosenware ist ungeeignet)
- 2 Lauchzwiebeln
- 2 EL Olivenöl oder Walnussöl
- Zucker
- Salz
- 150 g Joghurt
- grober Pfeffer aus der Mühle
- 2 EL Erdnusskerne

■ *Kilokalorien: 150*
Kilojoule: 628
Kohlenhydrate: 8 g
Fett: 9 g
Ballaststoffe: 3 g
Angaben pro Portion

Für 4 Personen

- 2–3 Birnen
- 1 Glas milchsaurer Fenchel (siehe Rezept Seite 62)
- 50 g Feldsalat oder andere Salatblätter
- 1 TL Honig oder Ahornsirup
- 1 TL Senf
- 2 EL geschmacksneutrales Öl
- Salz, Pfeffer aus der Mühle
- 2 EL Kürbiskerne

- ***Kilokalorien: 157***
Kilojoule: 660
Kohlenhydrate: 5 g
Fett: 8 g
Ballaststoffe: 5 g
Angaben pro Portion

Fenchelsalat mit Birnen

1 Die Birnen schälen, die Kerngehäuse entfernen und das Fruchtfleisch in dünne Spalten schneiden. Sofort mit dem leicht abgetropften Fenchel vermischen, damit die Birnen nicht braun werden.

2 Den Salat gut waschen und verlesen. Große Blätter mundgerecht zerkleinern, mit den Birnen und Fenchel mischen.

3 Für die Salatsauce den Honig oder den Sirup mit 1 Esslöffel Fenchelflüssigkeit und dem Senf verrühren. Mit Salz und Pfeffer abschmecken. Das Öl unterschlagen.

4 Die Sauce über den Salat geben und mit Kürbiskernen bestreuen.

Info Eine edle Vorspeise wird aus dem Fenchelsalat, wenn Sie ihn mit hauchdünnen Scheiben von einer guten Salami anrichten. Diese luftgetrocknete, naturgereifte Rohwurst gehört zu den milchsauren Produkten. Auch hier sind es Milchsäurebakterien, die bei der Reifung mit ihrer Säureproduktion schädliche Bakterien wie Salmonellen, Staphylokokken und Listerien vertreiben und die Wurst haltbar machen.

Backen mit nützlichen Bakterien

Etliche Bäcker verwenden, um Zeit und Arbeit zu sparen, heute anstelle von natürlichem Sauerteig künstliches Sauerteigpulver aus Quellmehl und isolierten Säuren. Flacher »Einheitsgeschmack« ist die Folge.

Möchten Sie wieder einmal ein richtig gutes Brot essen, das würzig duftet, und auch nach drei Tagen noch frisch schmeckt? Dann sollten Sie sich mit der Verwendung von Sauerteig vertraut machen. Säure schließt das für eine lockere, aber elastische Brotkrume wichtige Eiweiß auf. Dann gelingt der Teig, und das herzhafte Aroma des Brotes kann sich voll entwickeln. Was aber ist ein Sauerteig? Im Grunde ist er der Vorläufer unserer heutigen Backhefe. Für den Sauerteig warteten die Bäcker bereits in vorchristlicher Zeit einfach ab, bis sich aus der Luft wilde Hefen, Essig- und Milchsäurebakterien im Teig ansiedelten und mit ihren Aktivitäten den Teig säuerten und lockerten.

Brotbacken – keine Kunst

Einen Sauerteig können Sie problemlos selbst ansetzen, es dauert gerade mal fünf Minuten, die Zutaten zusammenzurühren, dann können Sie ihn für drei Tage auf dem Küchenschrank stehen lassen. Auch ein Weizenbrot zu backen ist eigentlich keine Kunst; man benötigt dafür erheblich weniger handwerkliches Geschick und Zeit als für das Backen einer Torte. Um den Brotteig anzurühren, müssen Sie etwa 15 Minuten einplanen. In den nächsten Stunden arbeiten die Milchsäurebakterien des Sauerteigs ohne Sie. Ihre Hauptaufgabe besteht dann einfach im Abwarten. Den fertig gegangenen Teig noch einmal durchkneten, formen und ab in den Ofen! Inklusive Aufräumen und Spülen brauchen Sie also nicht viel mehr als eine gute halbe Stunde reiner Arbeitszeit.

Würzige Weizenbrote

Helle Weizenbrote mit Natursauerteig werden beim Bäcker selten angeboten. Wer je eines probiert hat, wird den intensiven würzigen Geschmack und die schnittfeste elastische Struktur schätzen und sich ab und zu gern die Mühe machen, selbst ein solches Brot zu backen. Billig ist es außerdem, denn wo kriegt man heute schon für 2,50 DM ein Kilogramm frisches erstklassiges Brot?

Selbst gebackenes Brot kann nach dem eigenen Geschmack gewürzt und verschiedenartig geformt werden.

Brot auf Vorrat

Wenn Sie sich darangeben, Ihr eigenes Brot zu backen, machen Sie am besten gleich mehr als nur ein oder zwei Laibe. Erstens schmeckt frisches Brot so gut, dass man mehr als sonst davon isst, und zweitens lässt sich Brot hervorragend einfrieren. Frieren Sie das Brot am besten in einzelnen Scheiben ein, diese lassen sich leicht portionsweise entnehmen und bei Bedarf auftauen.

Für einen Basisansatz

- 10 g frische Hefe
- ½ TL Milchzucker
- ½ l lauwarmes Wasser
- 150 g mittelgrobes Roggenschrot oder Weizenvollkornmehl

Kilokalorien: 68
Kilojoule: 286
Kohlenhydrate: 13 g
Fett: 0 g
Ballaststoffe: 3 g
Angaben pro 100 Gramm

Sauerteigansatz

Die Hefe und den Milchzucker in Wasser auflösen. Mit dem Schrot oder dem Mehl zu einem Brei verrühren. Die Schüssel zudecken und im nicht zu warmen Zimmer 3 bis 5 Tage zum Gären stehen lassen. Meist hat sich dann oben etwas Flüssigkeit abgesetzt, und das Ganze sieht unscheinbar grau-beige aus. Wichtig ist jedoch, wie es riecht: Wenn beim Umrühren ein frisch säuerlicher Duft aufsteigt und in der Mischung kleine Blasen zu sehen sind, ist der Sauerteig gelungen und fertig zum Backen.

Info Steht ein Sauerteigansatz zu lange und zu warm, machen sich darin anstelle der erwünschten Milchsäurebakterien vor allem Essigsäurebakterien breit. Dann verflüssigt sich der Teig und riecht stechend. Ein Brot würde damit nicht gelingen. Also den Sauerteig noch einmal neu anrühren und gleich verwenden.

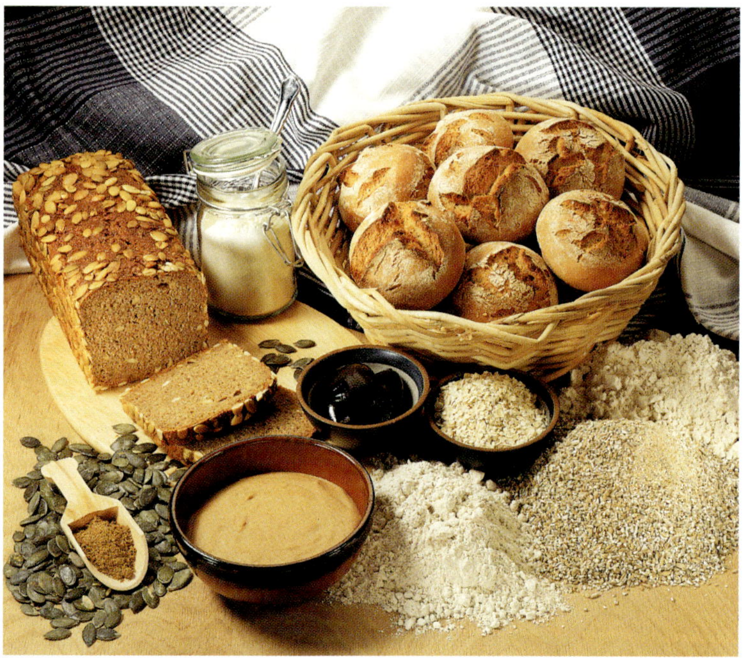

Sauerteig schließt das Eiweiß auf und bewirkt, dass das Brot lange saftig bleibt.

Helles Bauernbrot

1 Mehl mit Salz und Milchzucker in einer Schüssel mischen. Hefe und Sauerteig in 600 Milliliter(bei Vollkornmehl bis zu 750 Milliliter) lauwarmem Wasser auflösen. Die Hefe-Sauerteig-Mischung unter Rühren mit den Knethaken des Handrührers zum Mehl geben. Kneten, bis der Teig zusammenhält und sich leicht vom Schüsselrand löst. Noch einmal mit den Händen gründlich durchkneten.

2 Den Teig zugedeckt bei Zimmertemperatur 2 bis 3 Stunden oder über Nacht in einem kühlen Raum aufgehen lassen. Auf der bemehlten Arbeitsfläche gründlich durchkneten und 2 längliche Laibe formen. Auf das gefettete Backblech legen und noch einmal 30 Minuten bei Zimmertemperatur aufgehen lassen.

3 Inzwischen den Backofen auf 220 °C (Gas Stufe 3–4) vorheizen. Das Brot hineinschieben, auf 180 °C (Gas Stufe 2–3) herunterschalten und etwa 1 Stunde backen.

Für 2 Laibe

- 1 kg Weizenmehl (Type 550, 1050 oder feines Weizenvollkornmehl)
- 1 EL Salz
- 1 EL Milchzucker
- ½ Würfel Hefe
- 100 g Sauerteig
- Mehl zum Kneten

■ *Kilokalorien: 1750*
Kilojoule: 7348
Kohlenhydrate: 372 g
Fett: 5 g
Ballaststoffe: 22 g
Angaben pro Laib

Tip Vollkornmehl nimmt mehr Wasser auf als hellere Mehle, deshalb 100 bis 150 Milliliter mehr Wasser in den Teig geben.

Variation Aus dem Teig lassen sich problemlos etwa 20 würzige Brötchen mit kräftiger Kruste backen. Eine italienische Abwandlung: 2 Esslöffel Olivenöl und 1 bis 2 zerdrückte Knoblauchzehen in den Teig geben und Fladenbrote daraus formen. Diese lassen sich lecker mit Gemüse und Käse füllen.

Sauerteig hält sich

Wenn Ihnen das Brot gut gelungen ist, können Sie den restlichen Sauerteigansatz mit etwas Mehl verkneten und bis zum nächsten Backen in den Kühlschrank stellen. Einen Tag vor dem Backen mit etwas Mehl und Wasser verrühren und bei Zimmertemperatur zum Leben erwecken.

Den Ansatz für Sauerteig drei bis fünf Tage bei Zimmertemperatur stehen lassen, aber nicht in der Nähe der Heizung oder in der Sonne. Ideal sind Temperaturen bis 20 °C. Steht der Teigansatz zu warm, wird er zu sauer.

Mischbrot mit Kürbiskernen

Für 2 Laibe

- 500 g Roggenmehl (Type 997)
- 500 g Weizenmehl (Type 1050)
- 100 g Kürbiskerne
- Salz
- 1 EL Milchzucker
- ½ TL gemahlener Kümmel
- 1 TL gemahlener Koriander
- ½ Würfel Hefe
- 100 g Sauerteigansatz (siehe Rezept Seite 66)
- 2 EL Hafer- oder Gerstenflocken

■ *Kilokalorien: 2011*
Kilojoule: 8444
Kohlenhydrate: 374 g
Fett: 32 g
Ballaststoffe: 42 g
Angaben pro Laib

1 Die beiden Mehlsorten mit Kürbiskernen, 1 Esslöffel Salz, Milchzucker und den Gewürzen mischen.

2 Den Sauerteigansatz mit Hefe und ca. 700 Milliliter Wasser verrühren, zur Mehlmischung geben und mit den Knethaken des Handrührers gründlich verkneten. Den Teig 3 bis 4 Stunden bei Zimmertemperatur oder über Nacht in einem kühlen Raum gehen lassen.

3 Den Teig noch einmal auf der bemehlten Arbeitsfläche mit den Händen gut durchkneten und 2 längliche Laibe formen. Mit Salzwasser bestreichen und mit Flocken bestreuen. Sie können den Teig auch in eine entsprechend große gefettete Kastenformen geben, ebenfalls mit Salzwasser bestreichen und mit Flocken bestreuen. 1 bis 2 Stunden gehen lassen.

4 Das Brot in den vorgeheizten Backofen schieben und die ersten 15 Minuten bei 220 °C (Gas Stufe 3–4, Umluft 180–200 °C) backen, dann alle 15 Minuten um 20 °C herunterschalten. 1 Stunde bei 180 °C (Gas Stufe 2–3, Umluft 160 °C) backen. Das Brot aus dem Ofen holen. 10 Minuten in der Form stehen lassen, dann herausstürzen. Auf einem Gitter gut auskühlen lassen.

Echte Sauerteigbrote halten sich lange frisch und schimmeln selten.

Tips Ein gutes Mischbrot, mit natürlichem Sauerteig gebacken, schmeckt fast jedem.

- Lagern Sie Ihr Brot in einem Tontopf. Das leicht feuchte, kühle Klima bewirkt, dass das Brot lange frisch bleibt und nicht schimmelt.
- Waschen Sie den Tontopf ab und zu mit Essigwasser aus. Das desinfiziert zusätzlich. Anfallende Krümel sollten täglich ausgeleert werden.

Info Brotteige mit hohem Anteil von Roggenmehl ruhig lange, also 6 bis 12 Stunden, bei kühler Zimmertemperatur gehen lassen. Zeigen sich dicke Risse auf der Oberfläche, ist der Teig fertig.

Westfälische Schusterjungs

Für 16 Stück

- 100 g Roggenbackschrot (Type 1800)
- 500 g Roggenmehl (Type 997)
- 350 g Weizenmehl (Type 1050)
- 1 EL Salz
- 1 EL Milchzucker
- 1 EL Kümmel
- 100 g Sauerteigansatz (siehe Rezept Seite 66)
- 1 Würfel Hefe
- 2–3 EL Apfelkraut oder Zuckerrübensirup
- Mehl zum Kneten

■ *Kilokalorien: 194*
Kilojoule: 816
Kohlenhydrate: 42 g
Fett: 1 g
Ballaststoffe: 5 g
Angaben pro Stück

1 Roggenschrot und beide Mehlsorten mit Salz, Milchzucker und Kümmel mischen. 100 Gramm Sauerteigansatz mit der Hefe, 2 Esslöffel Apfelkraut oder Rübensirup und 700 Milliliter Wasser verrühren und mit der Mehlmischung gut verkneten. Den Teig mindestens 3 Stunden bei Zimmertemperatur oder über Nacht in einem kühlen Raum gehen lassen.

2 Den Teig auf einer bemehlten Arbeitsfläche gut durchkneten. Eine Rolle formen und in 16 gleich große Stücke teilen. Aus jedem Teigstück eine flache Kugel formen. Restliches Apfelkraut oder Rübensirup mit 2 Esslöffel Wasser verrühren und die Schusterjungs damit bestreichen. Anschließend mit etwas Mehl bestäuben und 1 Stunde bei Zimmertemperatur gehen lassen.

3 Die Schusterjungs auf ein Blech setzen, in den vorgeheizten Backofen schieben und 5 Mi nuten bei 220 °C (Gas Stufe 3–4, Umluft 180–200 °C) backen, dann bei 180 °C (Gas Stufe 3–4, Umluft 160 °C) weitere 30 bis 35 Minuten kräftig braun backen. Die Brötchen aus dem Ofen holen und auf einem Gitter gut auskühlen lassen.

Tips Garprobe beim Brotbacken: Kräftig auf die Unterseite des Brotlaibs klopfen – es muss hohl klingen.

- Wenn man beim Backen ein Glas Wasser auf den Ofenboden gibt, bewahrt der aufsteigende Dampf das Brot davor auszutrocknen, und die Krume wird dennoch knusprig.
- Sauerteigroggenbrötchen eignen sich prima als Partymitbringsel. Sie schmecken beispielsweise mit herzhaftem Kräuterquark oder angemachtem Käse.

Info Für ein würziges Sauerteigbrot benötigen Sie etwa 100 Gramm durchgegorenen Sauerteig pro Kilogramm Mehl oder Schrot. Sie können beliebige Mischungen aus Roggen- und Weizenmehl oder -schrot verwenden. Aber das Salz nicht vergessen, sonst misslingt das Brot.

Große herzhaft gewürzte Sauerteigroggenbrötchen mit dicker Kruste heißen bei westfälischen Bäckern Schusterjungs. Leider bekommt man sie nur noch in wenigen Bäckereien. Es lohnt also, sie selbst zu backen.

Pfefferkuchen – die milchsauren Plätzchen

Pfefferkuchenteig ähnelt in der Machart dem Sauerteigbrot; die Rezepte dafür sind fast ebenso alt. Der süße Gewürzteig bekommt einen Teil seiner lockeren Beschaffenheit ebenfalls von Mikroben, die ihn während einiger Tage oder Wochen in der Küchenwärme bearbeiten. Wie beim Sauerteig für Brote sind es auch hier neben Hefen und Essigsäurebakterien die Milchsäurebakterien, die sich aus der Umgebung im Teig niederlassen und sich über einen Teil der Kohlenhydrate (Milchzucker, Zucker und Mehl) hermachen. Diese Gärung lockert den Teig zusätzlich zu den Treibmitteln Pottasche oder Hirschhornsalz. Eine Vielzahl feinster Aromen entsteht im Lauf dieses Vorgangs, und der scharfe Geschmack der Gewürze verwandelt sich mit der Zeit in eine harmonische Einheit, der charakteristischen Pfefferkuchennote.

Eines ist sicher, im Pfefferkuchen ist kein einziges Pfefferkorn. Dafür aber andere Gewürze in solchen Mengen, dass man beim Lesen der Rezepte glaubt, dem Druckfehlerteufel aufzusitzen. Zimt, Nelken, Piment, Ingwer und Koriander kommen löffelweise in den Teig. Raritäten wie Muskatblüte, Kardamom und Anis müssen meist auch bei gut sortierten Gewürzregalen zusätzlich angeschafft werden. Wer die Ausgabe für die vielen Gewürze scheut, kauft am besten ein fertig gemischtes Pfeffer- oder Honigkuchengewürz.

Rezepte aus dem Mittelalter

So alt die Rezepturen auch sein mögen, Pfefferkuchen sind absolut zeitgemäß, insbesondere für die cholesterinträchtige Advents- und Weihnachtszeit. Das Gebäck enthält kaum Fett und Eier, nicht übermäßig viel Zucker (weil es mit Honig und Sirup gesüßt ist), und es hilft dem meist schon überlasteten Verdauungssystem durch die anregende Wirkung der Milchsäure und der Gewürze auf die Sprünge. Das sind durchaus Gründe, von Butterplätzchen auf fein gewürzte Pfefferkuchen umzusteigen.

Tip Falls ein Pfefferkuchenteig zu weich geraten sollte, noch etwas Mehl unterkneten. Im umgekehrten Fall etwas Rum oder Wasser untermischen. Eine abweichende Teigbeschaffenheit kommt oft vor, weil sich Honig und Sirup nicht gut dosieren lassen. Einigermaßen verlässlich geht das Abwiegen so: Honig- oder Siruptopf auf die Waage stellen und löffelweise die vorgeschriebene Menge entnehmen.

Pfefferkuchenherzen

1 Honig und Zucker erhitzen, den Topf vom Herd nehmen. Unter gelegentlichem Rühren handwarm abkühlen lassen.

2 Mandeln, Nüsse, Mehl, Zitronat, Zitronenschale, Milchzucker und Gewürze vermischen. Die Pottasche in Rum auflösen. Die Mehlmischung mit der Honigmischung und der aufgelösten Pottasche verkneten.

3 Den Teig in eine Schüssel geben, etwas Mehl darüber stäuben und eine Folie darüber decken. Die Schüssel für mindestens 14 Tage bei Zimmertemperatur stehen lassen.

4 Den Teig gut durchkneten, etwa ½ Zentimeter dick ausrollen und Herzen ausstechen. Auf ein mit Backpapier belegtes Blech setzen. Bei 180 °C (Gas Stufe 2–3, Umluft 160 °C) auf mittlerer Schiene etwa 12 bis 15 Minuten backen.

5 Das Gebäck kurz abkühlen lassen, vom Papier lösen. Verpacken und kühl aufbewahren.

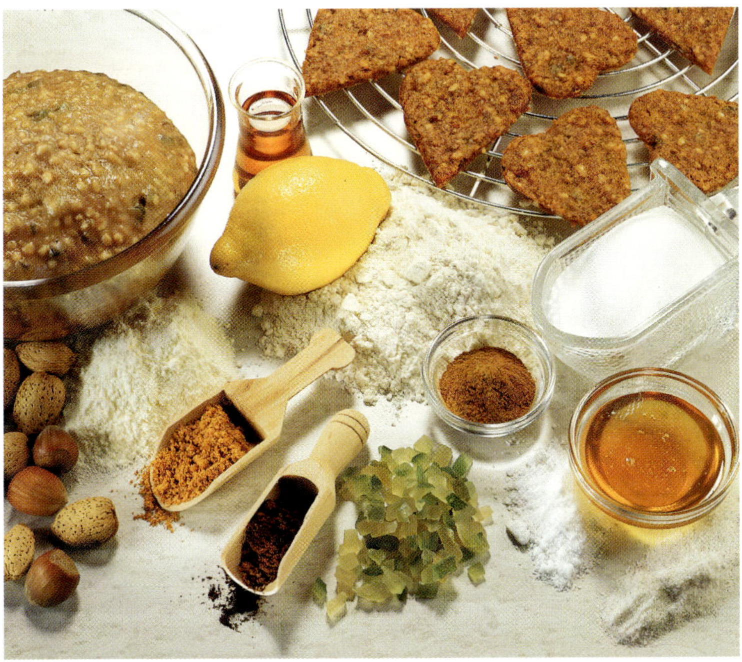

Für etwa 45 Stück

- 500 g Honig
- 250 g Zucker
- 100 g gehackte Mandeln
- 100 g gehackte Haselnusskerne
- 600 g Mehl
- 100 g Zitronat
- Schale von ½ unbehandelten Zitrone
- 50 g Milchzucker
- 2 TL Vanillezucker
- 2 TL Zimt
- ½ TL Nelken
- ½ TL Macis (Muskatblüte)
- 15 g Pottasche
- 3 EL Rum

■ *Kilokalorien: 143*
Kilojoule: 599
Kohlenhydrate: 27 g
Fett: 3 g
Ballaststoffe: 1 g
Angaben pro Stück

Pfefferkuchenteige sind ideal für Naschkatzen. Sie schmecken auch ungebacken köstlich, und man kann wochenlang aus der Schüssel kleine Mengen Teig stibitzen und in den Mund stecken. Den rohen Teig zu essen, ist keineswegs ungesund; er hat sogar den Vorteil, dass sich darin lebende Milchsäurebakterien tummeln.

Rezepte mit reichlich Resistenter Stärke

Auch wenn der Begriff »Resistente Stärke« noch ungewohnt ist, die Rezepte werden Ihnen kein bisschen fremd vorkommen. Vielleicht erinnern einige Sie sogar an die »altmodische« Küche Ihrer Eltern oder Großeltern. Das wäre kein Zufall, denn die Altvordern haben sicher in dieser Hinsicht viel vernünftiger gegessen als wir heute.

Getreide auf Vorrat kochen macht nicht nur für Leute mit wenig Zeit Sinn. Durch das Kochen und wieder Abkühlen entsteht viel Resistente Stärke, die der Darmflora gut tut.

Weichen Sie Getreidekörner möglichst vor dem Kochen ein, dann quellen sie vollständig auf und sind schneller gar. Aber stellen Sie die Körner zum Quellen nicht in die warme Küche, sonst finden die überall vorhandenen Hefe- und Schimmelpilze gleich ein gemütliches Plätzchen darin und vermehren sich gewaltig. Körner zum Quellen immer kalt stellen.

Getreide wie Weizen, Grünkern, Roggen oder Hafer garen Sie am besten im geschlossenen Topf bei kleiner Hitze. Die Körner schmecken besonders gut, wenn sie auf der abgeschalteten Herdplatte noch eine Weile ausquellen können. Dann sind sie auch leichter verdaulich.

Getreide – Gar- und Quellzeiten

Sorte	Einweichen	Garzeit
Weizen	8–12 Stunden	50–60 Minuten
Dinkel	8–12 Stunden	50–60 Minuten
Grünkern	Eventuell	40–50 Minuten
Roggen	8–12 Stunden	60 Minuten
Gerste	6–12 Stunden	40 Minuten
Hafer	Eventuell	30 Minuten
Buchweizen	Nein	20 Minuten
Hirse	Nein	20 Minuten
Quinoa	Nein	15 Minuten

Viel Resistente Stärke durchs Vorkochen

Kochen Sie ruhig gleich eine größere Portion Getreide. Es hält sich im Kühlschrank mindestens vier bis fünf Tage frisch, wenn Sie es nach dem Kochen schnell abkühlen und gleich in einen Tiefkühlbeutel oder eine gut schließende Vorratsdose verpacken. In Salzwasser oder Brühe gekochtes Getreide lässt sich vielseitig verwenden. Mit etwas Crème fraîche oder Sahne und Kräutern angedünstet, ergeben die Körner vollmundige Beilagen zu Gemüse, Fisch oder Fleisch. Mit einer Packung gemischtem Tiefkühlgemüse und etwas Brühe wird ein blitzschneller Eintopf daraus. Eine Hand voll Körner verfeinert auch Rohkostsalate und macht sie sättigender.
Getreide schmeckt auch in süßen Gerichten. Kochen Sie die Körner einfach mit einer kleinen Prise Salz und mit etwas Zucker oder Süßstoff in Wasser, und würzen Sie mit Anis, Zimt oder Vanille. Gut abgetropft ergänzt süßes Getreide Obstsalate, Quarkcremes und Joghurt.

Tip für Berufstätige: Weichen Sie Getreide wie etwa Weizen oder Gerste über Nacht ein, dann können Sie es während des Frühstücks 20 Minuten ankochen. Herd abstellen und Topf auf der Kochstelle stehen lassen. Am Abend sind die Körner dann im geschlossenen Topf perfekt ausgequollen.

Erbsengemüse mit Sesam

Für 3 Personen

- 400 g tiefgekühlte Erbsen
- 2 Zwiebeln
- 30 g Butter oder Margarine
- 2 EL Brühe
- etwas abgeriebene Zitronenschale
- Salz, Pfeffer aus der Mühle
- 1 EL Crème fraîche
- 2 EL Joghurt mit lebenden Kulturen
- 1 EL Sesam

1 Erbsen auftauen lassen. Zwiebeln schälen, würfeln und in heißer Butter oder Margarine bei kleiner Hitze glasig dünsten.
2 Erbsen und Brühe zufügen und 5 Minuten bei kleiner Hitze garen.
3 Mit Zitronenschale, Salz und Pfeffer würzen. Crème fraîche mit Joghurt verrühren. Sesam in der trockenen Pfanne anrösten, bis die Körner zu duften beginnen.
4 Auf jede Portion Erbsen einen Klacks von der Joghurtmischung und etwas Sesam geben.

Info Tiefkühlerbsen sind reich an Resistenter Stärke und dabei schmecken sie fast so gut wie frisch geerntet. Grund genug, wieder öfter Erbsen als Gemüse auf den Tisch zu bringen. Sie eignen sich als Salat- oder als Risottozutat. Entdecken Sie auch die Variationen des köstlichen Leipziger Allerlei wieder.

■ *Kilokalorien: 234*
Kilojoule: 12
Kohlenhydrate: 7 g
Fett: 20 g
Ballaststoffe: 100 g
Angaben pro Portion

Knoblauchspaghetti

Für 4 Personen

- 400 g Spaghetti
- Salz
- 1 EL geschmacksneutrales Öl
- 1–2 getrocknete rote Chilischoten
- 5 Knoblauchzehen
- 4–5 EL kaltgepresstes Olivenöl
- ½ Bund glatte Petersilie
- einige Tropfen Zitronensaft
- 100 g frisch geriebener Parmesan- oder Pecorinokäse

■ *Kilokalorien: 493*
Kilojoule: 2062
Kohlenhydrate: 78 g
Fett: 9 g
Ballaststoffe: 6 g
Angaben pro Portion

Noch schneller geht es in der Mikrowelle: Die Nudeln vor dem Mischen mit der Sauce zwei Minuten erhitzen.

Ein schnelles, aber köstliches Gericht: In diesem Rezept sind neben Resistenter Stärke auch die wichtigen ungesättigten Fettsäuren des Olivenöls enthalten.

1 Am Vortag Wasser für die Spaghetti zum Kochen bringen und kräftig salzen. Die Nudeln darin kochen, abgießen, mit 1 Esslöffel Öl mischen und abkühlen lassen.

2 Am nächsten Tag die Chilischoten hacken, die Knoblauchzehen schälen und blättrig schneiden.

3 Chili und Knoblauch in einem großen Topf in Olivenöl bei mittlerer Hitze 2 bis 3 Minuten schmoren. Die fein gehackte Petersilie und den Zitronensaft untermischen und kurz durchziehen lassen.

4 Die kalten Spaghetti zum scharf gewürzten Öl in den Topf geben, gründlich mischen und bei mittlerer Temperatur aufwärmen. Mit geriebenem Käse servieren. Mit einigen Petersilienblättchen garnieren.

Variation Nehmen Sie statt Petersilie frisches Basilikum.

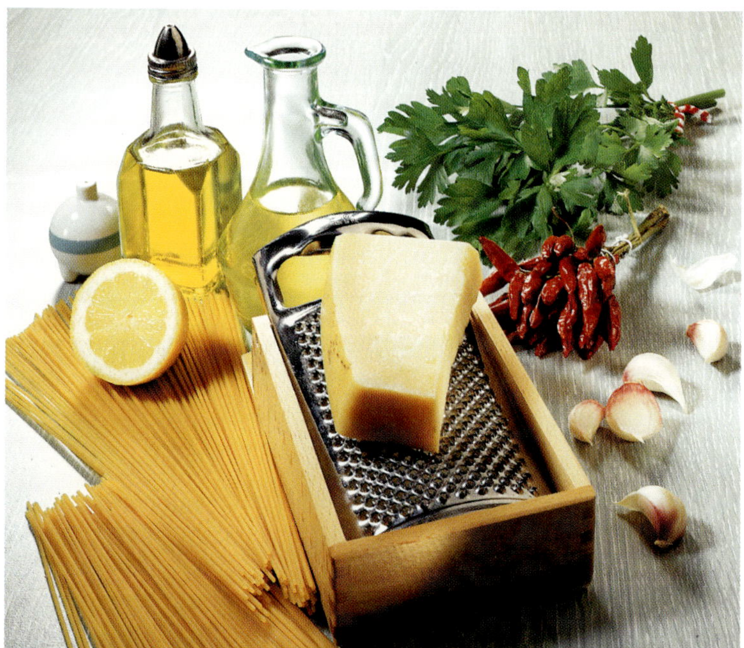

Erbsensuppe mit Klößchen

Für 4 Personen

- 200 g getrocknete Erbsen
- 2 große Kartoffeln
- 1 Bund Suppengrün
- 1–2 Knoblauchzehen
- 1–2 TL getrockneter Thymian
- 2 EL Öl
- 2 l Brühe
- 150 g ungebrühte Bratwurst
- Salz, Pfeffer aus der Mühle

1 Die getrockneten, grünen Erbsen am Vorabend in 1 Liter kaltem Wasser einweichen.

2 Am nächsten Tag die Kartoffeln schälen und würfeln, das Suppengrün putzen und klein schneiden. Den Knoblauch schälen. Öl in einem Topf erhitzen, Suppengrün, zerdrückten Knoblauch und Thymian darin andünsten.

3 Die abgetropften Erbsen dazugeben. Mit Brühe auffüllen und etwa 1 Stunde bei kleiner Hitze im geschlossenen Topf garen, bis die Erbsen weich sind. Kartoffeln zufügen und weitere 20 Minuten kochen. Die Suppe im Mixer pürieren, anschließend zurück in den Topf geben und unter ständigem Rühren wieder erhitzen.

4 Bratwurst als Klößchen aus dem Darm drücken, in einer beschichteten Pfanne bei kleiner Hitze knusprig braun anbraten und in die Suppe geben. Mit Salz und Pfeffer abschmecken.

■ ***Kilokalorien: 396***
Kilojoule: 1664
Kohlenhydrate: 43 g
Fett: 16 g
Ballaststoffe: 10 g
Angaben pro Portion

Linsensuppe mit Curry

Für 4 Personen

- 530 g abgetropfte Linsen
- 2 Zwiebeln
- 1 Knoblauchzehe
- 1 Stück Ingwerwurzel, 3 cm lang
- 1 Bund Blattpetersilie
- 1 Bund Suppengrün
- 3 EL Olivenöl
- 1–2 EL Currypulver
- ½ l Fleischbrühe
- Pfeffer aus der Mühle
- 200 g Hüttenkäse oder Joghurt

1 Die Linsen in einem Sieb abgießen. Zwiebeln, Knoblauch und Ingwer sorgfältig schälen und fein würfeln oder im Blitzhacker zerkleinern. Die Petersilie grob hacken. Das Suppengrün putzen und klein schneiden.

2 Das Olivenöl in einem Topf erhitzen und das vorbereitete Gemüse darin 10 Minuten bei kleiner Hitze dünsten. Mit Curry bestäuben und kurz mit anschmoren.

3 Die Linsen und die Brühe dazugeben. Die Suppe etwa 10 Minuten bei kleiner Hitze kochen. Mit wenig Salz und reichlich Pfeffer abschmecken. Einen Klacks Hüttenkäse oder Joghurt beim Auffüllen auf die Suppe geben.

Variation Linsen schmecken auch ausgezeichnet zu Spätzle. Das schwäbische Nationalgericht, Spätzle mit Linsengemüse, bietet eine ideale Nährstoffkombination und ist auch für schmale Geldbörsen keine Belastung. Probieren Sie es einmal aus.

■ ***Kilokalorien: 222***
Kilojoule: 930
Kohlenhydrate: 22 g
Fett: 10 g
Ballaststoffe: 6 g
Angaben pro Portion

Knoblauch-Bohnen-Creme

Für 12 Portionen

- 1 große Dose weiße Bohnen (Abtropfgewicht 530 g)
- 3 Zwiebeln
- 3 oder mehr Knoblauchzehen
- 1 EL geschmacksneutrales Öl
- 2 EL Salatmayonnaise
- 125 g Joghurt mit lebenden Kulturen
- 1 EL Walnussöl
- Zitrone
- Salz, Pfeffer aus der Mühle
- Sojasauce

Kilokalorien: 197
Kilojoule: 742
Kohlenhydrate: 8 g
Fett: 3 g
Ballaststoffe: 4 g
Angaben pro Portion

1 Die Bohnen in einem Sieb abtropfen lassen. Unterdessen die Zwiebeln und Knoblauchzehen schälen. Die Zwiebeln fein würfeln, die Knoblauchzehen zerdrücken und alles in heißem Öl bei kleiner Hitze glasig dünsten.
2 Die Bohnen und die Knoblauch-Zwiebel-Mischung mit dem Pürierstab oder im Mixer pürieren. Mayonnaise, Joghurt und Walnussöl unterrühren. Mit etwas frisch gepresstem Zitronensaft, Salz, reichlich Pfeffer und Sojasauce ganz nach Belieben würzen.

Info Vegetarischer Brotaufstrich schmeckt auch gut als Dip zu rohem Gemüse oder Kartoffelplätzchen. Der Brotaufstrich hält sich im Kühlschrank bis zu 2 Wochen.

Kichererbsencurry

Für 3 Portionen

- 250 g Zwiebeln
- 2 Knoblauchzehen
- 30 g Butterschmalz
- 2–3 TL Currypulver (Madras)
- 400 g gekochte Kichererbsen
- 150 ml Brühe
- Salz, Zucker
- 1 Granatapfel oder Apfelwürfel
- 150 g Joghurt

Kilokalorien: 602
Kilojoule: 2527
Kohlenhydrate: 29 g
Fett: 12 g
Ballaststoffe: 8 g
Angaben pro Portion

1 Die Zwiebeln schälen und in Scheiben schneiden. Die Knoblauchzehen abziehen und grob hacken. Beides in Butterschmalz bei mittlerer Hitze glasig schmoren.
2 Das Currypulver unterrühren und kurz ziehen lassen. Dann die Kichererbsen und die Brühe zugeben. Im geschlossenen Topf 20 Minuten bei kleinster Hitze schmoren.
3 Das Gericht mit Salz und Zucker würzen. Den Granatapfel halbieren, das Fruchtfleisch mit einem Löffel herausheben und auf dem Curry anrichten. Mit einem Klacks Joghurt servieren.

Info Kichererbsen schmecken auch als Keimlinge sehr gut. Gekeimt verarbeitet man sie am besten möglichst roh. Sie passen ausgezeichnet in den Salat oder lassen sich mit Gemüsebrühe und etwas Zitronensaft und Crème fraîche zu einer köstlichen Suppe pürieren.

Variation Gekeimte Kichererbsen schmecken ganz anders als ungekeimte. Probieren Sie beide Varianten.

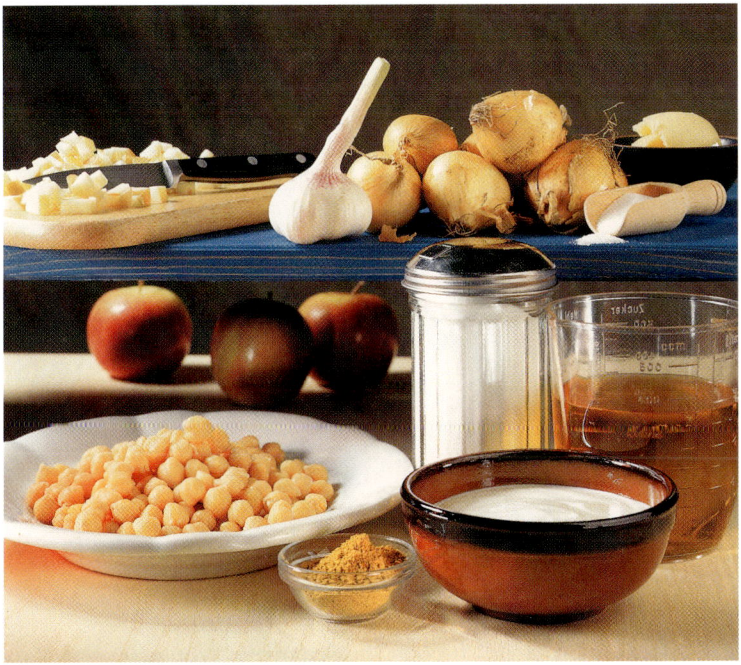

Die Kichererbse ist aus der arabischen Küche nicht wegzudenken. Auch bei uns erfreut sie sich zunehmender Beliebtheit.

Kichererbsencreme

1 Die abgetropften Kichererbsen mit den abgezogenen Knoblauchzehen, frisch gepresstem Zitronensaft, Salz, Pfeffer und Brühe pürieren.

2 3 Esslöffel Öl und die Sesampaste unter das Püree mixen. Mit Salz ganz nach Geschmack nachwürzen. Die Creme auf flachen Tellern anrichten. Obenauf eine kleine Ölschliere gießen und etwas Cayennepfeffer darüber streuen. Mit den schwarzen Oliven anrichten.

Info Unter dem Namen »Haiver« und als »Hoummus« ist die Kichererbsencreme in der arabischen Küche berühmt. Gegessen wird sie überall im Nahen Osten auf dieselbe Art: Man stippt sie mit einem Stück Brot auf. Das ist vor allem für Parties ideal. Kichererbsencreme passt auch gut zu rohem Gemüse und lässt sich problemlos in großen Mengen vorbereiten.

Für 8 Portionen

- 300 g gekochte Kichererbsen (Dose)
- 1–2 Knoblauchzehen
- 1 Zitrone
- Salz
- schwarzer Pfeffer aus der Mühle
- 4 EL Brühe
- 4 EL kaltgepresstes Olivenöl
- 4 EL Sesampaste (Dose)
- Cayennepfeffer oder scharfer Paprika
- 1 EL schwarze Oliven

Kilokalorien: 219
Kilojoule: 918
Kohlenhydrate: 7 g
Fett: 8 g
Ballaststoffe: 3 g
Angaben pro Portion

Bohnensalat mit Dill

Für 3 Portionen

- 1 Dose große weiße Bohnenkerne (Abtropfgewicht 250 g)
- 1 rote Chilischote
- 1 Bund Dill
- 1 EL Mayonnaise
- 125 g Joghurt mit lebenden Kulturen
- Salz, Pfeffer aus der Mühle
- Zucker
- Zitronensaft

Kilokalorien: 340
Kilojoule: 1429
Kohlenhydrate: 13 g
Fett: 7 g
Ballaststoffe: 5 g
Angaben pro Portion

1 Die Bohnenkerne abtropfen lassen. Die Chilischote halbieren, die Kerne entfernen und das Fruchtfleisch in feine Streifen schneiden.
2 Den Dill waschen und fein schneiden. Die Mayonnaise mit Joghurt, Chili und Dill mischen. Mit Salz, Pfeffer, 1 Prise Zucker und Zitronensaft sehr kräftig würzen.
3 Die Bohnen mit der Sauce mischen und etwa 20 Minuten durchziehen lassen.

Kartoffelplätzchen

Für 3 Portionen

- 750 g mehlige Kartoffeln
- Salz
- 3 EL Milch
- 20 g Butter
- 100 g Haferflocken
- 1 Ei
- Muskatnuss
- Öl zum Braten

Kilokalorien: 401
Kilojoule: 1684
Kohlenhydrate: 59 g
Fett: 12 g
Ballaststoffe: 9 g
Angaben pro Portion

1 Kartoffeln schälen, klein schneiden und mit wenig Wasser und etwas Salz gar kochen. Die Kartoffeln abgießen, kurz abdampfen lassen und zerstampfen oder durchpressen.
2 Milch, Butter, 2 Esslöffel Haferflocken und Ei unter den erkalteten Kartoffelbrei rühren. Mit Salz und geriebener Muskatnuss abschmecken.
3 Plätzchen formen und in den restlichen Haferflocken wenden. Öl erhitzen und die Plätzchen darin rundherum goldbraun und knusprig braten.

Tips Sollte der Kartoffelteig zu weich sein, mehr Haferflocken unterrühren; ist er zu fest, 1 Esslöffel Milch zufügen, damit sich der Teig gut formen lässt.

- Lassen Sie die Kartoffelplätzchen nach dem Backen auf einem Küchentuch abtropfen, damit überschüssiges Fett entfernt wird.

- Wenn das Fett richtig heiß ist, nehmen die Plätzchen nicht so viel Fett auf und sind bekömmlicher.

Variation Ersetzen Sie ¼ des Kartoffelteigs durch dieselbe Menge geriebener Karotten und Sellerie oder gehacktes Sauerkraut. Das schmeckt übrigens erstaunlich gut.

Bauernfrühstück

1 Die Kartoffeln mit der Schale in Salzwasser 20 Minuten kochen. Abkühlen lassen, schälen und in Scheiben schneiden.
2 Die Zwiebeln abziehen und würfeln. Den Schinken in Streifen schneiden. Öl in einer Pfanne erhitzen. Die Zwiebeln darin glasig dünsten, mit Thymian bestreuen und an den Pfannenrand schieben. Dann die Kartoffelscheiben in die Pfannenmitte geben und hellbraun braten.
3 Die Schinkenstreifen untermischen und kurz erwärmen. Die Eier mit der Milch verquirlen. Eventuell sparsam salzen und über die Kartoffel-Schinken-Mischung gießen. Pfeffern nach Belieben. In der geschlossenen Pfanne bei mittlerer Hitze stocken lassen.
4 Das Bauernfrühstück wie ein Omelett auf eine vorgewärmte Platte gleiten lassen. Mit Gurken anrichten.

Für 2 Portionen

- 400 g fest kochende Kartoffeln oder gekochte Kartoffeln vom Vortag)
- Salz, Pfeffer aus der Mühle
- 2 Zwiebeln
- 50 g Schinken
- 1 EL Öl
- ½ TL Thymianblättchen
- 3 Eier
- 3 EL Milch
- Salzgurken nach Geschmack

■ *Kilokalorien: 445*
Kilojoule: 1869
Kohlenhydrate: 35 g
Fett: 21 g
Ballaststoffe: 6,5 g
Angaben pro Portion

Graupengemüse

1 Die Graupen auf einem Sieb unter fließend kaltem Wasser waschen. Mit 1 Liter Wasser, Salz und 1 Stück Zitronenschale etwa 15 Minuten kochen, im geschlossenen Topf auf der abgeschalteten Kochstelle 30 Minuten ausquellen lassen.
2 Inzwischen Suppengrün und Fenchel putzen, würfeln und in heißem Öl andünsten. Graupen auf ein Sieb schütten und kalt abspülen.
3 Die abgetropften und abgekühlten Graupen zum gedünsteten Gemüse geben. Bei kleiner Hitze wieder erwärmen und mit einigen Tropfen Zitronensaft, Sojasauce nach Geschmack und Pfeffer abschmecken.

Tip Graupen sind die geschliffenen Körner der Gerste. Für dieses Gericht sollten Sie eine feine Sorte nehmen. Da Graupen manchmal sehr sämig beim Kochen werden, sollte man sie gut in kaltem Wasser in einem Sieb waschen, bis das Wasser klar bleibt und somit ein Teil der Getreidestärke ausgewaschen ist. Graupen eignen sich gut als Beilage zu Fischgerichten.

Für 4 Personen

- 150 g Perlgraupen
- Salz, Pfeffer aus der Mühle
- ½ unbehandelte Zitrone
- 1 Bund Suppengrün
- 1 Fenchelknolle
- 2 EL Öl
- Sojasauce

■ *Kilokalorien: 164*
Kilojoule: 690
Kohlenhydrate: 29 g
Fett: 4 g
Ballaststoffe: 4 g
Angaben pro Portion

Alle Angaben pro Portion

Grünkern mit Pilzen

Für 3 Personen

- 100 g Grünkernschrot
- 10 g getrocknete Steinpilze
- 450 ml kalte Brühe
- 1–2 Knoblauchzehen
- 2 Lauchzwiebeln
- 150 g Joghurt
- Salz, Pfeffer aus der Mühle

■ *Kilokalorien: 172*
Kilojoule: 721
Kohlenhydrate: 27 g
Fett: 2 g, Ballaststoffe: 8 g

1 Das Grünkernschrot mit den Pilzen in die kalte Brühe geben und langsam zum Kochen bringen. Bei milder Hitze im geschlossenen Topf 20 Minuten garen.

2 Den Knoblauch schälen, die Lauchzwiebeln putzen und fein schneiden. Den zerdrückten Knoblauch mit den Zwiebeln und dem Joghurt verrühren. Mit Salz und Pfeffer würzen.

3 Den Grünkern mit der Joghurtsauce servieren.

Kartoffelnudeln

Für 4 Personen

- 2 EL Sonnenblumenkerne
- 750 g gekochte Kartoffeln
- 1 Ei, 100 g Mehl
- Salz, Pfeffer aus der Mühle
- 2–3 EL Haferflocken
- 2–3 EL Öl zum Braten

■ *Kilokalorien: 383*
Kilojoule: 1607
Kohlenhydrate: 56 g
Fett: 11 g, Ballaststoffe: 7 g

1 Sonnenblumenkerne in einer beschichteten Pfanne leicht anrösten. Die Kartoffeln durch eine Kartoffelpresse geben und mit Sonnenblumenkernen, Ei und Mehl verkneten. Mit Salz und Pfeffer abschmecken.

2 Den Kartoffelteig dritteln. Die Haferflocken auf die Arbeitsfläche geben. Aus jedem Teigstück eine etwa 2 Zentimeter dicke gleichmäßige Rolle formen, davon 3 bis 4 Zentimeter lange Stücke abschneiden. In Haferflocken wenden, dabei die Enden spitz formen.

3 Öl in einer Pfanne erhitzen. Die Fingernudeln darin rundherum goldbraun und knusprig braten.

Rösti

Für 3 Portionen

- 1 kg gekochte kalte Kartoffeln
- Salz, Pfeffer aus der Mühle
- 30 g Butterschmalz

■ *Kilokalorien: 323*
Kilojoule: 1463
Kohlenhydrate: 49 g
Fett: 10 g, Ballaststoffe: 8 g

1 Die Pellkartoffeln schälen und grob raspeln. Mit Salz und Pfeffer würzen.

2 Die Hälfte des Butterschmalzes in einer beschichteten Pfanne erhitzen. Die Kartoffeln hineingeben und gleichmäßig in der Pfanne verteilen, dabei etwas festdrücken. Von der Unterseite goldbraun und knusprig braten.

3 Zum Wenden die Rösti auf einen flachen Deckel oder einen großen Teller gleiten lassen, wenden und wieder in die Pfanne geben. Das restliche Butterschmalz zufügen und weiterbraten, bis die zweite Seite braun geworden ist.
Auf einem Stück Küchenkrepp etwas entfetten.

Kartoffelsalat mit Rauke

Für 4 Personen

- 1 kg festkochende Kartoffeln
- Salz
- Pfeffer aus der Mühle
- 125 ml Brühe
- 2–4 EL Weinessig
- 1 Bund Frühlingszwiebeln
- 200 g Rauke
- 3 EL Olivenöl

1 Die Kartoffeln waschen und in Salzwasser 20 Minuten kochen. Noch warm schälen und würfeln.
2 Salz und Pfeffer mit heißer Brühe und Essig verrühren. Die Kartoffelwürfel in die Essigbrühe geben, beiseite stellen. Die Kartoffeln sollen die Flüssigkeit weitgehend aufsaugen.
3 Die Frühlingszwiebeln putzen und in feine Ringe schneiden, die Rauke waschen und in feine Streifen schneiden. Mit dem Öl zum Salat geben und gut durchmischen. Eventuell noch einmal mit Salz und Pfeffer nachwürzen.

Tip Je nach Kartoffelsorte nimmt der Salat mehr oder weniger Flüssigkeit auf. Eventuell vor dem Servieren noch etwas Brühe untermischen.

■ *Kilokalorien: 257*
Kilojoule: 1077
Kohlenhydrate: 43 g
Fett: 8 g, Ballaststoffe: 6 g
Angaben pro Portion

Nudelsalat mit Oliven

Für 4 Personen

- 250 g kleine Nudeln (z. B. Hörnchen, Zöpfe)
- Salz
- 1 EL Olivenöl
- 500 g Fleischtomaten
- 100 g frische Oliven
- 150 g Mozzarella
- 1 Bund Basilikum
- 1 Knoblauchzehe
- 3 EL Mayonnaise
- 150 g Joghurt
- Pfeffer aus der Mühle

1 Nudeln in Salzwasser knapp gar kochen und abgießen. Mit dem Öl vermischen und erkalten lassen.
2 Die Tomaten vierteln, die Kerne herausdrücken und das Fruchtfleisch in Streifen schneiden. Die Oliven entsteinen, den abgetropften Mozzarella würfeln.
3 Das Basilikum in feine Streifen schneiden, einige Blättchen zum Garnieren zurücklassen. Knoblauch sorgfältig schälen.
4 Mayonnaise mit Joghurt und zerdrückter Knoblauchzehe verrühren. Mit Salz und Pfeffer kräftig würzen und die Hälfte des Basilikums untermischen.
5 Nudeln, Tomaten, Käse und restliches Basilikum in einer Schüssel mischen. Die Basilikummayonnaise darüber geben. Mit den zurückgelegten Basilikumblättchen garnieren. Den Salat sofort servieren.

Tip Nudelsalate nicht lange stehen lassen, sonst quellen die Nudeln und der Salat wird pappig. In solchen Fällen etwas Brühe untermischen.

■ *Kilokalorien: 406*
Kilojoule: 1699
Kohlenhydrate: 49 g
Fett: 15 g, Ballaststoffe: 5 g
Angaben pro Portion

Energiebällchen

Für 16 Stück

- 125 g Butter
- 150 g flüssiger Honig
- 200 g getrocknete Aprikosen
- 60 g Walnusskerne
- 100 g Sonnenblumenkerne
- 300 g Weizenvollkornmehl
- 125 g Haferflocken
- 60 g Kartoffelstärke (Kartoffelmehl)

■ *Kilokalorien: 282*
Kilojoule: 1182
Kohlenhydrate: 36 g
Fett: 13 g
Ballaststoffe: 3 g
Angaben pro Stück

1 Weiche Butter mit 3 Esslöffel Wasser und Honig mit den Quirlen des Handrührers cremig schlagen.

2 Aprikosen zusammen mit den Walnusskernen im Blitzhacker fein zerkleinern. Sonnenblumenkerne, 250 Gramm Mehl, Haferflocken und Kartoffelstärke mischen und mit den Aprikosen zur Buttercreme geben. Die Zutaten mit den Quirlen des Handrührers gut durchmischen.

3 Das restliche Mehl auf die Arbeitsfläche geben und den Teig darauf glatt kneten. Eine Rolle formen und in 16 gleich große Stücke teilen. Aus jedem Stück eine Kugel formen. Die Kugeln auf einem Brett oder einer Platte mit einem Tuch bedeckt 2 Tage trocknen lassen. Kühl lagern.

Tip Ideal für den Vorrat: Die Energiebällchen halten sich bis zu vier Wochen.

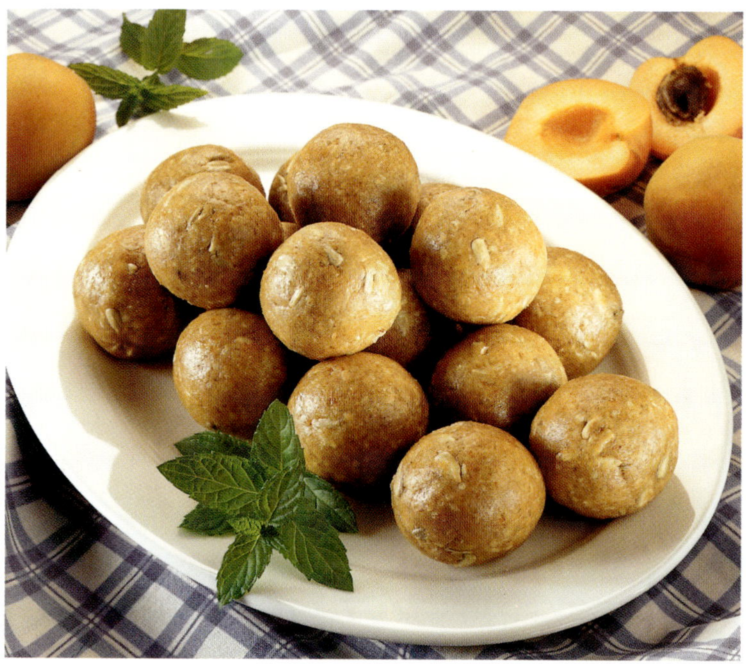

Geballte Energie: Die leicht gesüßten Bällchen enthalten viel Resistente Stärke, schmecken ähnlich wie Müsliriegel, sättigen intensiv und halten lange vor. Sie sind ideal als Proviant für unterwegs, beim Wandern oder beim Sport.

Sandplätzchen

Für 35 Stück

- 125 g Mehl
- 125 g Kartoffelstärke (Kartoffelmehl)
- 125 g Butter oder Margarine
- 60 g Puderzucker
- 1 Päckchen Vanillezucker
- Salz
- 1 Ei

1 Mehl mit Kartoffelstärke mischen. Weiches Fett, Puderzucker, Vanillezucker, 1 Prise Salz und Ei zufügen und alles mit den Knethaken des Handrührers gut vermischen.
2 Die krümeligen Teigzutaten auf die Arbeitsfläche geben und mit den Händen einen glatten Teigkloß zusammendrücken. Nicht lange kneten, sonst wird der Teig brüchig und zäh.
3 Den Teig zu einer ca. 30 Zentimeter langen Rolle formen. 30 Minuten in Folie gewickelt kalt stellen. Mit einem Messer etwa 3 Millimeter dünne Scheiben von der Rolle schneiden und auf ein mit Backpapier belegtes Backblech legen. Im vorgeheizten Ofen bei 200 °C (Gas Stufe 3) backen, bis die Plätzchen hellbraune Ränder haben; das dauert ca. 12 bis 15 Minuten.

Info Ohne Flüssigkeit bleibt die Kartoffelstärke beim Backen roh und damit unverdaulich. So ist der Gehalt an Resistenter Stärke in diesen mürben köstlichen Plätzchen sehr hoch. Sie schmecken aber wie gewohnt – wie gute Mürbeteigplätzchen eben.

■ *Kilokalorien: 60*
Kilojoule: 252
Kohlenhydrate: 8 g
Fett: 3 g
Ballaststoffe: 0 g
Angaben pro Stück

Schneller Nudelauflauf

Für 4 Personen

- 500 g Fleischtomaten
- etwa 700 g gekochte Nudeln
- 300 g tiefgekühlte Erbsen
- 1 Bund Lauchzwiebeln
- 1 Knoblauchzehe
- 200 g Crème fraîche
- 100 g geriebener Käse
- Salz, Pfeffer aus der Mühle
- 150 g Mozzarella

1 Tomaten waschen, vierteln und die Kerne herausdrücken. Das Fruchtfleisch würfeln. Mit Nudeln, Erbsen, fein geschnittenen Lauchzwiebeln, zerdrücktem Knoblauch, Crème fraîche und geriebenem Käse vermischen.
2 Mit Salz und Pfeffer kräftig würzen, in eine flache ofenfeste Form geben. Mozzarella in feine Scheiben schneiden und auf den Nudeln verteilen. Im vorgeheizten Backofen bei 180 °C (Gas Stufe 2–3, Umluft 160 °C) etwa 30 Minuten goldbraun backen.

Tip Nudeln und Tomaten sind ein ideales Sommergericht. Holen Sie sich den Duft des Urlaubs ins Haus, indem Sie noch ein wenig Basilikum hinzugeben.

■ *Kilokalorien: 778*
Kilojoule: 3266
Kohlenhydrate: 82 g
Fett: 34 g
Ballaststoffe: 10 g
Angaben pro Portion

Petersilienspätzle

Für 3 Personen

- 1 Bund Petersilie
- 200 g Mehl (Type 550)
- 1 EL Haferkleieflocken
- 1 TL Salz
- 3 Eier
- 1 EL Öl
- 10 g Butter

■ *Kilokalorien: 394*
Kilojoule: 15
Kohlenhydrate: 6 g
Fett: 53 g
Ballaststoffe: 1757 g
Angaben pro Portion

1 Petersilie waschen, trocknen und fein hacken. Mehl mit Haferkleieflocken mischen, mit Salz, Eiern, etwa 3 Esslöffel Wasser und Öl in eine Schüssel geben und mit den Knethaken des Handrührgeräts so lange rühren, bis der Teig eine zähfließende Beschaffenheit bekommen hat und Blasen wirft. Falls nötig, noch etwas Wasser zufügen.

2 In einem großen Topf Salzwasser zum Kochen bringen. Nach und nach den Teig von einem feuchten Holzbrett ins kochende Wasser schaben. Oder den Nudelteig durch eine Spätzlepresse oder einen Spätzlehobel ins kochende Wasser geben.

3 Wenn die Petersilienspätzle an der Oberfläche schwimmen, mit einem Schaumlöffel herausheben. Mit kaltem Wasser abspülen, abkühlen und abtropfen lassen.

4 Kurz vor dem Servieren die Butter in einer Pfanne erhitzen und die Spätzle darin erwärmen.

Mohnkroketten

Für 3 Personen

- 1 kg mehlige Kartoffeln
- 20 g Butter
- 1 EL Haferkleieflocken
- 1 EL Mohn
- 3 Eigelb
- 2 EL Schlagsahne
- Salz, Muskat
- Semmelbrösel zum Panieren
- Öl zum Ausbacken

■ *Kilokalorien: 518*
Kilojoule: 26
Kohlenhydrate: 12 g
Fett: 64 g
Ballaststoffe: 2174 g
Angaben pro Portion

1 Die Kartoffeln schälen, weich kochen, abgießen und gut ausdampfen lassen. Durch eine Kartoffelpresse drücken oder mit einem Kartoffelstampfer zerkleinern und die Masse dann abkühlen lassen.

2 Butter in einer Pfanne schmelzen. Haferkleieflocken und Mohn darin hell anrösten.

3 Die geröstete Mischung und das Eigelb zum abgekühlten Kartoffelbrei geben und kurz verkneten. Mit Salz und Muskat würzen. Fingerdicke Rollen formen, in Bröseln wenden und in heißem Öl bei 180 °C goldbraun frittieren.

Info Stärkereiche Gerichte wie diese haben Sie bis jetzt vielleicht nur als kleine Beilage gegessen. Rücken Sie sie ab jetzt in den Mittelpunkt der Mahlzeit. Zusammen mit Gemüse und Salat sollen sie den Hauptteil der Mahlzeit ausmachen. Wir haben die Portionen daher großzügig bemessen.

Grießflammeri mit Äpfeln

Für 4 Personen

- ½ l Milch
- 1 Vanillezucker
- Salz
- 100–125 g Zucker
- 65 g Grieß
- 2 EL Haferkleieflocken
- 1 Ei
- 700 g säuerliche Äpfel
- 1 Zitrone
- 50 g Butter

■ ***Kilokalorien: 591***
Kilojoule: 19
Kohlenhydrate: 7 g
Fett: 74 g
Ballaststoffe: 2144 g
Angaben pro Portion

1 Die Milch mit Vanillezucker und 1 Prise Salz zum Kochen bringen. Grieß, 50 Gramm Zucker und Haferkleie mischen und einrieseln lassen und unter Rühren bei kleiner Hitze 5 Minuten quellen lassen. Den Brei von der Kochstelle nehmen.

2 Das Ei trennen. Eigelb unter den Grießbrei rühren. Eiweiß zu steifem Schnee schlagen und mit einem Schneebesen unter den heißen Brei heben. Grieß in eine kalt ausgespülte Puddingform geben, glattstreichen und zugedeckt kalt stellen.

3 Die Äpfel vierteln, entkernen, schälen und in feine Spalten schneiden. Mit Zitronensaft beträufeln.

4 Die Apfelspalten in heißer Butter andünsten. Die Äpfel im geschlossenen Topf bei kleinster Hitze weich dünsten. Eventuell 1 bis 2 Esslöffel Wasser zufügen. Mit dem restlichen Zucker abschmecken und zum Grießflammeri servieren.

Info Dieses etwas altmodische Dessert schmeckt auch wunderbar als Hauptgericht. Wer Zuckerkalorien sparen möchte, süßt den Grießbrei mit flüssigem Süßstoff oder Streusüße.

Gemüsesuppe mit Hirse

Für 4 Personen

- 350 g Porree
- 250 g Karotten
- 250 g Sellerieknolle
- 200 g Zwiebeln
- 1 Knoblauchzehe
- 500 g Kartoffeln
- 1 EL Olivenöl
- 75 g Hirse
- 1 l Brühe
- 1 Lorbeerblatt
- 1 EL gehackte Petersilie

■ ***Kilokalorien: 237***
Kilojoule: 3
Kohlenhydrate: 12 g
Fett: 41 g
Ballaststoffe: 994 g
Angaben pro Portion

1 Porree, Karotten und Sellerie waschen, putzen und klein schneiden. Zwiebeln, Knoblauch und Kartoffeln schälen und würfeln.

2 Olivenöl in einem großen Topf erhitzen. Hirse darin andünsten. Zwiebelwürfel und Knoblauch kurz mitdünsten.

3 Brühe und Lorbeerblatt zufügen. Den Grünkern in der Brühe 10 Minuten köcheln. Das vorbereitete Gemüse und die Kartoffeln zufügen und weitere 15 Minuten garen. Die Suppe mit der Petersilie bestreut anrichten.

Info Hirse ist reich an Resistenter Stärke und anderen Ballaststoffen. Dazu schmecken die hellgelben Körnchen leicht nussig und sind schnell gar.

Kochen und Backen mit Inulin

Den angenehmen Ballaststoff Insulin kann man leider nicht im Supermarkt kaufen. Bis zum Druck dieses Buches gab es Inulin nur als Zutat in Fertigprodukten wie etwa Joghurts, Milchdrinks, Kaubonbons u. Ä. zu kaufen.
Doch weil Inulin so angenehm spurlos in vielen Gerichten verschwindet und sich damit den ganz persönlichen Essgewohnheiten perfekt anpasst, finden Sie eine Bezugsquelle auf der letzten Seite dieses Buches. So können Sie ausprobieren, wie sich das lösliche, fast geschmacklose Ballastpulver am besten beim Kochen und Backen verwenden lässt.

Multiballastmüsli

Für 34 Portionen à 50 g

- 750 g Haferflocken
- 250 g Gerstenflocken
- 100 g Inulin
- 100 g Haferkleie
- 100 g Weizenkleie
- 100 g Leinsaat
- 100 g Sonnenblumenkerne
- 100 g geröstete Sojakerne

■ *Kilokalorien: 175*
Kilojoule: 732
Kohlenhydrate: 26 g
Fett: 6 g, Ballaststoffe: 5 g
Angaben pro Portion

1 Beide Flockensorten, Inulin, Hafer- und Weizenkleie mit Leinsaat in einer großen Schüssel mischen. Sonnenblumen- und Sojakerne grob hacken und zufügen.

2 Alle Zutaten gut durchmischen und in fest schließende Dosen oder Gefrierbeutel füllen. Die Müslimischung kühl und dunkel aufheben, damit keine Nährstoffe verlorengehen und die Samenkerne nicht ranzig werden.

Tip Das sehr ballaststoffreiche Müsli schmeckt gut und wirkt am besten, wenn Sie es mit etwas Wasser kurz einweichen oder sogar über Nacht in den Kühlschrank stellen. Zum Essen Joghurt mit lebenden Kulturen und frische Früchte der Saison zufügen. Nach Geschmack mit Honig, Sirup, Zucker oder flüssigem Süßstoff süßen.

Info Ein Müsli ist noch immer die angenehmste Form, ballaststoffreich zu essen. In dieser Mischung sind fast alle wichtigen Ballaststoffarten enthalten. Sie bringen Darm und Verdauung so richtig in Schwung und sorgen dafür, dass Sie sich rundherum wohl fühlen.

Englisches Porridge

1 Die Haferflocken mit dem Inulin und 1 Prise Salz mischen. Mit etwa 320 Milliliter Wasser verrühren und aufkochen. Nach etwa 1 Minute Kochzeit den Topf von der Kochstelle ziehen und den Brei zugedeckt 5 Minuten quellen lassen.

2 Das Porridge auf tiefe Teller geben und mit Milch umgießen. Mit Zucker bestreuen (oder die Milch mit Süßstoff süßen).

Alle Angaben pro Portion

Für 2 Personen

- 4 gehäufte EL Haferflocken
- 1 gehäufter TL Inulin (ca. 4 g)
- Salz
- 100 ml Milch
- 1 EL Zucker

■ *Kilokalorien: 220*
Kilojoule: 924
Kohlenhydrate: 39 g
Fett: 5 g, Ballaststoffe: 4 g

Vanillequarkcreme

1 Den Quark mit dem Joghurt vermischen und mit der Milch cremig glattrühren.

2 Inulin mit Vanillezucker und Zucker vermischen und in den Quark rühren.

Tip Unbedingt ausprobieren: Mit Inulin schmecken magere Milchprodukte viel cremiger.

Für 3 Personen

- 250 g Magerquark
- 150 g Joghurt
- 3 EL Milch
- 1 TL Inulin
- 1 Vanillezucker
- 1–2 EL Zucker

■ *Kilokalorien: 193*
Kilojoule: 811
Kohlenhydrate: 22 g
Fett: 6 g, Ballaststoffe: 1 g

Béchamelsauce

1 Die Butter schmelzen lassen, Mehl hineinstreuen und verrühren. 2 Minuten unter kräftigem Rühren hellgelb andünsten. Von der Kochstelle nehmen und erkalten lassen.

2 Milch mit dem Schneebesen unterrühren. Inulin zufügen. Die Sauce wieder auf den Herd stellen und aufkochen. Bei milder Hitze 10 Minuten köcheln lassen, zwischendurch öfter umrühren.

3 Mit Salz, Pfeffer und 1 Prise Muskat oder Zitronensaft abschmecken.

Info Eine klassische Sauce, die zu fast jedem Gemüse passt und sich gut zum Gratinieren von Aufläufen eignet.

Tip Die Sauce ist im Vergleich zu Sahne- oder Buttersaucen kalorienarm, lässt sich gut auf Vorrat machen und mindestens eine Woche im Kühlschrank aufheben. Je nach Rezept mit Weißwein, Sherry oder trockenem Wermut verfeinern.

Für 4 Personen

- 40 g Butter
- 60 g feines Vollkornmehl
- ½ l Milch oder Brühe
- 1 EL Inulin
- Salz, Pfeffer aus der Mühle
- Muskat oder Zitronensaft

■ *Kilokalorien: 230*
Kilojoule: 894
Kohlenhydrate: 17 g
Fett: 13 g, Ballaststoffe: 1 g

Hirsesalat

Für 4 Personen

- 50 g Hirse
- Salz, Pfeffer aus der Mühle
- 1 Bund Lauchzwiebeln
- 250 g Fleischtomaten
- 1 TL Inulin
- 2 EL Zitronensaft
- 1 Knoblauchzehe
- 1 TL Tomatenmark
- 3 EL gehackte Kräuter (Minze, Dill, Schnittlauch, Petersilie)
- 3 EL Olivenöl

■ *Kilokalorien: 120*
Kilojoule: 504
Kohlenhydrate: 13 g
Fett: 5 g
Ballaststoffe: 3 g
Angaben pro Portion

1 Hirse in 250 Milliliter Salzwasser aufkochen. Im geschlossenen Topf bei kleiner Hitze 10 Minuten garen. Auf ein Sieb gießen und erkalten lassen. Lauchzwiebeln waschen und in feine Ringe schneiden. Die Tomaten waschen und in mundgerechte Stücke schneiden.

2 Salz, Inulin und Pfeffer im Zitronensaft lösen. Den zerdrückten Knoblauch, das Tomatenmark und die Kräuter zufügen, dann das Öl unterschlagen.

3 Die Lauchzwiebeln, Tomaten und Hirse zusammen mit der Sauce in eine Salatschüssel geben. Alle Zutaten vermengen und mindestens 10 Minuten ziehen lassen.

Leichter Matjessalat

Für 2 Personen

- 500 g fest kochende Kartoffeln
- Salz, Pfeffer aus der Mühle
- 4 Matjesfilets
- ½ Salatgurke
- 150 g Joghurt
- 1 EL Zitronensaft
- Zucker
- 1 TL Inulin
- 2 EL Öl
- 1 EL gehackter Dill

■ *Kilokalorien: 674*
Kilojoule: 2831
Kohlenhydrate: 43 g
Fett: 40 g
Ballaststoffe: 8 g
Angaben pro Portion

1 Die Kartoffeln waschen und in Salzwasser 20 Minuten kochen. Die Schale abziehen und die Kartoffeln in kleine Stücke schneiden. Abkühlen lassen.

2 Die Matjesfilets für 15 Minuten in kaltes Wasser legen. Anschließend mit Küchenpapier trockentupfen und in Würfel schneiden. Die Gurke schälen, der Länge nach halbieren, entkernen und in Würfel schneiden.

3 Den Joghurt mit dem Zitronensaft verrühren. Salz, Pfeffer, 1 Prise Zucker und Inulin einrühren, dann das Öl unterschlagen und abschmecken. Matjes, Kartoffeln und Gurke in eine Salatschüssel geben und mit Sauce übergießen. Alles gut durchmischen und mit Dill bestreut servieren.

Tip Die klassische Matjeszeit ist im Juni. Dann haben die Fische den idealen Ernährungszustand und ihr Fleisch ist besonders zart und schmackhaft. Matjes bekommen Sie zwar inzwischen aus Tiefkühlbeständen während des gesamten Jahres, aber dennoch schmecken frische Junimatjes am besten.

Info Fisch ist nicht nur äußerst schmackhaft, sondern er enthält auch hoch ungesättigte Fettsäuren.

Brokkolikuchen

1 Fett, Mehl, Salz, Eigelb und 2 Esslöffel kaltes Wasser in eine Schüssel geben und mit den Knethaken des Handrührers zu einem glatten Teig verkneten. In Folie wickeln und kalt stellen.
2 Für die Füllung den frischen Brokkoli putzen und in kleine Stücke schneiden. Abgetropft in einen großen Topf mit kochendem Salzwasser geben und 5 Minuten kochen lassen. In ein Sieb gießen und mit eiskaltem Wasser abbrausen. Sehr gut abtropfen lassen und trockentupfen. (Tiefgekühltes Gemüse auftauen lassen und klein schneiden.)
3 Den Teig auf der bemehlten Arbeitsfläche ausrollen und die gefettete Form damit auslegen. Im vorgeheizten Backofen bei 200 °C (Gas Stufe 3, Umluft 180 °C) 12 Minuten vorbacken.
4 Quark, Inulin, Eier, Eiweiß und Crème fraîche verrühren. Salzen, mit Muskat würzen und pfeffern. Die Creme auf dem Teigboden streichen und den Brokkoli darauf verteilen. Den Kuchen wieder in den Ofen schieben und weitere 30 Minuten backen.

Alle Angaben pro Kuchen

Für 1 Springform (ø 26 cm)

- 125 g Butter oder Margarine
- 250 g Mehl
- ½ TL Salz
- 1 Eigelb
- 800 g frischer Brokkoli
- Salz, Pfeffer aus der Mühle
- 250 g Magerquark
- 1 EL Inulin
- 3 Eier
- 1 Eiweiß
- 125 g Crème fraîche
- Muskat

■ *Kilokalorien: 3207*
Kilojoule: 13469
Kohlenhydrate: 205 g
Fett: 219 g
Ballaststoffe: 24 g

Rosinenkuchen

1 Fett, Zucker, Vanillezucker und 1 Prise Salz mit den Quirlen des Handrührers schlagen, bis der Zucker nicht mehr knirscht. Die Eier unter ständigem Schlagen nach und nach zufügen, bis eine schaumige Masse entsteht.
2 Mehl, Inulin und Backpulver mischen, zur Fett-Ei-Mischung geben und mit der Milch unterrühren. Rosinen zufügen und unterrühren.
3 Eine Backform fetten, den Teig einfüllen und glatt streichen. Im vorgeheizten Backofen bei 175 °C (Gas Stufe 2, Umluft 160 °C) etwa 50 bis 60 Minuten backen. Aus der Form stürzen und auf einem Gitter abkühlen lassen. Ergibt etwa 16 Stücke.

Variation Dieses Rührkuchenrezept ist leicht abzuwandeln: Einfach die Rosinen durch 200 Gramm Schokoplätzchen, gehackte Mandeln oder 100 Gramm Zitronat ersetzen.

Für 1 Napfkuchenform (2 l Inhalt)

- 200 g Butter oder Margarine
- 175 g Zucker
- 1 Päckchen Vanillezucker
- Salz
- 4 Eier
- 375 g Mehl
- 30 g Inulin (ca. 1 ½ EL)
- 1 Päckchen Backpulver
- 125 ml Milch
- 250 g Rosinen

■ *Kilokalorien: 4864*
Kilojoule: 20429
Kohlenhydrate: 660 g
Fett: 213 g
Ballaststoffe: 29 g

Der Biskuittortenboden mit Joghurt-Himbeer-Creme schmeckt gewohnt köstlich, liefert aber wichtige Ballaststoffe.

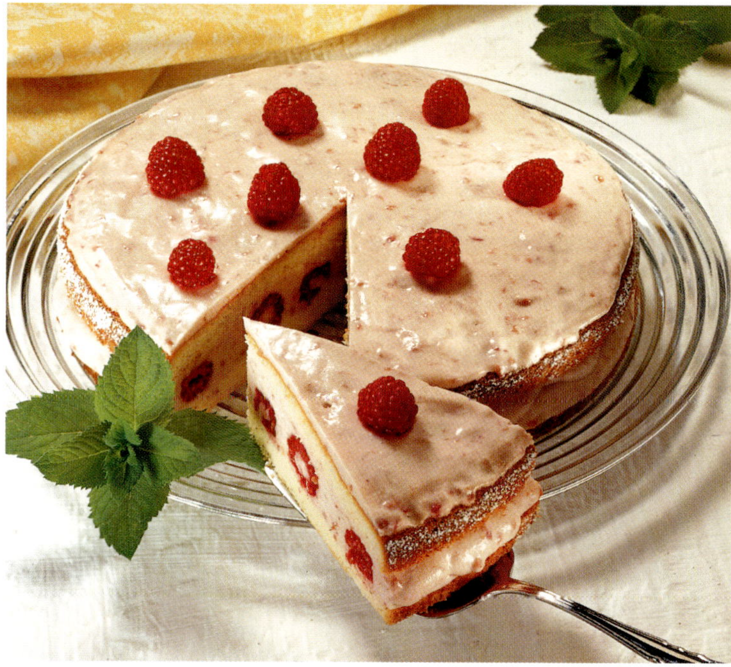

Biskuitboden

Für 1 Springform (ø 26 cm)

- 4 Eigelbe
- 125 g Zucker
- 4 Eiweiße
- 75 g Mehl
- 40 g Speisestärke
- 1 TL Inulin

Kilokalorien: 1345
Kilojoule: 5649
Kohlenhydrate: 213 g
Fett: 37 g
Ballaststoffe: 3 g
Angaben pro Kuchen

1 Die Eigelb mit 5 Esslöffel warmem Wasser dickschaumig schlagen, unter Rühren den Zucker in kleinen Portionen dazugeben. So lange weiterschlagen, bis eine dicke cremige Masse entstanden ist.

2 Die Eiweiße zu sehr steifem Schnee schlagen und auf die Eigelbmasse geben.

3 Das Mehl mit der Stärke und dem Inulin vermischen, auf den Eischnee geben und alles mit einem Schneebesen vorsichtig und kurz unterheben.

4 Den Teig in eine vorbereitete Springform füllen und in den vorgeheizten Backofen schieben. Bei 200 °C (Gas Stufe 3) 30 bis 35 Minuten backen. Nach dem Erkalten nach Wunsch füllen. Ergibt etwa 12 Tortenstücke.

Tip Die Teigmenge reicht auch für 2 flache Obstbodenformen oder für 1 Biskuitrolle.

Joghurt-Himbeer-Creme

1 Himbeeren verlesen, waschen und abtropfen lassen. Gelatine in kaltem Wasser einweichen. Eier trennen.

2 Das Eigelb mit 2 Esslöffel Wasser in eine Schüssel geben. Puderzucker und Inulin vermischen und zufügen. Mit den Quirlen des Handrührers schlagen, bis eine dicke helle Creme entstanden ist.

3 Eine Hälfte der Himbeeren zerdrücken, mit Zitronensaft und Zucker vermischen. Den Joghurt unterrühren. Die Gelatine abtropfen lassen und bei milder Hitze auflösen. Erst etwas von der Joghurtcreme in die Gelatine rühren, danach die Gelatinemischung in die Joghurtcreme rühren (so kann nichts gerinnen).

4 Die Creme kalt stellen, bis sie zu gelieren beginnt. Eiweiß und Sahne separat steif schlagen, auf die Creme häufen und mit einem Schneebesen unterziehen. Zum Schluß die heilen Früchte vorsichtig unterheben.

5 Die Creme zum Füllen des Tortenbodens verwenden oder als Dessert in Schälchen füllen und bis zum Servieren kalt stellen.

Für 6 Personen

- 300 g Himbeeren
- 6 Blatt weiße Gelatine
- 4 Eier
- 4 EL Puderzucker
- 1 EL Inulin
- 1 EL Zitronensaft
- 2 EL Zucker
- 250 g Joghurt mit lebenden Kulturen
- 125 g Schlagsahne

■ *Kilokalorien: 263*
Kilojoule: 1105
Kohlenhydrate: 24 g
Fett: 14 g
Ballaststoffe: 3 g
Angaben pro Portion

Tip: Die Creme schmeckt auch mit Erdbeeren, Pfirsichen und Aprikosen.

Trinkschokolade

1 Das Kakaopulver mit Zucker und Inulin in einer Tasse mischen. Mit 3 Esslöffel kalter Milch glatt verrühren. Die restliche Milch in einem Topf langsam erhitzen.

2 Das angerührte Kakaopulver in den Topf geben. Unter ständigem Rühren ganz kurz aufkochen und von der Kochstelle ziehen. Heiß oder gekühlt servieren.

Wichtig Inulin nicht in Fruchtsäfte mischen. Die darin enthaltene Säure macht den Ballaststoff schlecht verdaulich.

Info Diese Trinkschokolade ist ein idealer Ballaststoff-Kalzium-Drink für Kinder und Jugendliche, der schön cremig schmeckt. Für alle, die es am liebsten süß mögen und nicht gern kauen.

Für 3 Personen

- 3 TL Kakaopulver
- 1 ½ EL Zucker (ersatzweise Süßstoff)
- 3 TL Inulin (etwa 12 g)
- ½ l fettarme Milch

■ *Kilokalorien: 111*
Kilojoule: 465
Kohlenhydrate: 21 g
Fett: 1 g
Ballaststoffe: 8 g
Angaben pro Portion

Für 60 Stück

- 250 g Butter oder Margarine
- 300 g Haferflocken
- 100 g Haferkleie
- 3 Eier
- 200 g Zucker
- 1 Päckchen Vanillezucker
- 100 g Mehl (Type 550 oder 1050)
- 1 TL Backpulver
- 50 g kandierter Ingwer
- 50 g Rosinen
- 50 g Kürbiskerne

■ *Kilokalorien: 90*
Kilojoule: 378
Kohlenhydrate: 11 g
Fett: 5 g
Ballaststoffe: 1 g
Angaben pro Stück

Süße Haferplätzchen

1 Das Fett in einer Pfanne schmelzen, Haferflocken und Haferkleie zufügen, unter stetigem Rühren hellbraun anrösten. Die Mischung abkühlen lassen.
2 Eier mit Zucker und Vanillezucker schaumig schlagen. Mehl mit Backpulver mischen und unterheben. Haferflocken und -kleie, fein gehackten Ingwer, Rosinen und Kürbiskerne untermischen und kurz verkneten.
3 Mit einem Teelöffel walnussgroße Häufchen aufs Blech setzen. Im vorgeheizten Backofen bei 190 °C (Gas Stufe 2–3, Umluft 160–170 °C) etwa 12 bis 14 Minuten backen.

Für 8 Personen

- 3 Eigelbe von frischen Eiern
- 2 EL Inulin
- 60 g Zucker
- 2 Päckchen Vanillezucker (oder 2 TL flüssiges natürliches Vanillearoma)
- 500 g Naturjoghurt
- 100 g Schlagsahne

■ *Kilokalorien: 188*
Kilojoule: 790
Kohlenhydrate: 16 g
Fett: 11 g
Ballaststoffe: 0 g
Angaben pro Portion

Joghurteis

1 Eigelbe in eine Schüssel geben. Inulin mit Zucker und Vanillezucker gründlich vermischen und zum Eigelb geben. Mit den Quirlen des Handrührers zu einer dicken hellen Creme aufschlagen.
2 Die Eicreme mit dem Joghurt und der steif geschlagenen Schlagsahne vermengen. Die Creme in eine Schüssel füllen und für mindestens 3 Stunden ins Gefriergerät stellen.
3 Die Masse mindestens alle 30 Minuten mit den Quirlen oder dem Pürierstab des Handrührers kräftig durchschlagen, damit sich beim Gefrieren keine großen Kristalle bilden können. Noch cremiger gerät das Eis in der Eismaschine.
4 Das Eis etwa 20 Minuten vor dem Servieren aus dem Gerät nehmen und im Kühlschrank antauen lassen. Eventuell pürierte Erdbeeren untermischen.

Info Wer zusätzlich Fett sparen möchte, kann die Sahnemenge reduzieren oder sogar weglassen. Wenn Sie lieber weniger Zucker essen möchten, schlagen Sie das Eigelb mit Inulin und flüssigem Vanillearoma auf. Süßen Sie mit flüssigem Süßstoff oder mit Streusüße. Jedoch: Je fett- und zuckerärmer die Mischung, desto wichtiger ist das Rühren beim Einfrieren. Ideal gelingen solchen leichten Eiscremes in der Sorbetmaschine.

Edle Vanillecreme

Für 4 Portionen

- 125 g Schlagsahne
- ⅛ l Milch
- 1 Vanilleschote
- 3 Blatt Gelatine
- 3 Eier
- Salz
- 2 EL Inulin
- 1–2 EL Zucker (oder flüssiger Süßstoff)
- 30 g Kürbiskerne

■ ***Kilokalorien: 282***
Kilojoule: 1183
Kohlenhydrate: 18 g
Fett: 22 g
Ballaststoffe: 0 g
Angaben pro Portion

1 Die Sahne mit der Milch mischen, die Vanilleschote der Länge nach aufschlitzen und bei milder Hitze 10 Minuten in der Milch-Sahne-Mischung ziehen lassen. Gelatine in kaltem Wasser einweichen. Die Eier trennen.

2 Eigelbe in eine Schüssel geben. Salz, Inulin und Zucker vermischen und zum Eigelb geben. 1 Esslöffel Wasser zufügen und alles zu einer hellen dicklichen Creme aufschlagen. Die Milch-Sahne-Mischung durch ein Sieb gießen, um die Vanilleschote zu entfernen. Die ausgedrückte Gelatine in der heißen Milchsahne auflösen und unter die Eigelbcreme rühren.

3 Die Mischung für 15 Minuten in den Kühlschrank stellen. Wenn sie zu gelieren beginnt, das zu steifem Schnee geschlagene Eiweiß unterheben, nochmals für 2 Stunden im Kühlschrank fest werden lassen. Kürbiskerne in einer beschichteten Pfanne, im Backofen oder in der Mikrowelle leicht anrösten. Abkühlen lassen und die Creme damit garnieren.

Tip Viele gute Köchinnen und Köche scheuen den Umgang mit Gelatine, weil die ersten Versuche misslungen sind. Doch bei diesem Rezept kann nichts danebengehen, weil sich die Gelatine in heißer Flüssigkeit problemlos löst. Vor dem Unterheben des steif geschlagenen Eiweiß prüfen, ob ein durch die noch flüssige Masse gezogener Löffel sichtbare Spuren hinterlässt. Dann geliert die Creme gerade richtig, und der Eischnee kann hinein.

Süße Avocado-Joghurt-Creme

Für 6 Portionen

- 2 reife weiche Avocados, 400 g
- 1 Zitrone
- 300 g Naturjoghurt
- 2 EL Inulin
- 2 EL Schlagsahne
- Zucker oder flüssiger Süßstoff zum Süßen
- Frische Früchte zum Garnieren (z.B. Beeren, Orangenspalten)

■ ***Kilokalorien: 220***
Kilojoule: 923
Kohlenhydrate: 9 g
Fett: 20 g
Ballaststoffe: 3 g
Angaben pro Portion

1 Avocados halbieren, die Kerne herauslösen und mit einem Esslöffel das Fruchtfleisch aus der Schale lösen. Mit Zitronensaft im Mixer pürieren.

2 Den Joghurt mit Inulin glatt rühren. Zum Avocadomus geben und mit Schlagsahne noch einmal aufmixen. Mit Zucker oder Süßstoff abschmecken und in Dessertschälchen füllen. Mit frischen Früchten anrichten.

Für 3 Portionen

- 2 TL Kakaopulver
- ½ TL abgeriebene Orangenschale (oder das entsprechende Fertigprodukt)
- 1 Vanillezucker
- 2 EL Inulin
- 2 EL Zucker (oder flüssiger Süßstoff)
- Salz
- ¼ l Milch
- 2 Eier
- Butter für die Formen

■ *Kilokalorien: 226*
Kilojoule: 1023
Kohlenhydrate: 33 g
Fett: 10 g
Ballaststoffe: 0 g
Angaben pro Portion

Und zum Abschluss eine süße »Sünde« mit spanischem Flair: Der Schokoladenflan birgt auch Gesundes in sich.

Schokoladenflan

1 Kakao mit Vanillezucker, Inulin, Zucker und 1 Prise Salz gründlich mischen. Mit 3 Esslöffel kalter Mich glatt rühren. Die restliche Milch aufkochen.
2 Den angerührten Kakao unter Rühren hineingießen, von der Kochplatte ziehen und 1 bis 2 Minuten stehen lassen.
3 Backofen auf 180 °C (Gas: Stufe 1–2/Umluft: 160 °C) vorheizen. Eier gut verquirlen, unter Rühren in die heiße Kakaomilch geben. 3 kleine Auflauf- oder Flanformen (zur Not gehen auch Tassen) buttern.
4 Die Kakaocreme in die Formen gießen und in die Fettpfanne des Backofens stellen. So viel heißes Wasser in die Fettpfanne gießen, dass die Formen etwa zu ⅓ im Wasser stehen.
5 Den Flan in etwa 40 Minuten stocken lassen. Kalt servieren.

Tip Den Flan mit Rum oder Orangenlikör abschmecken.

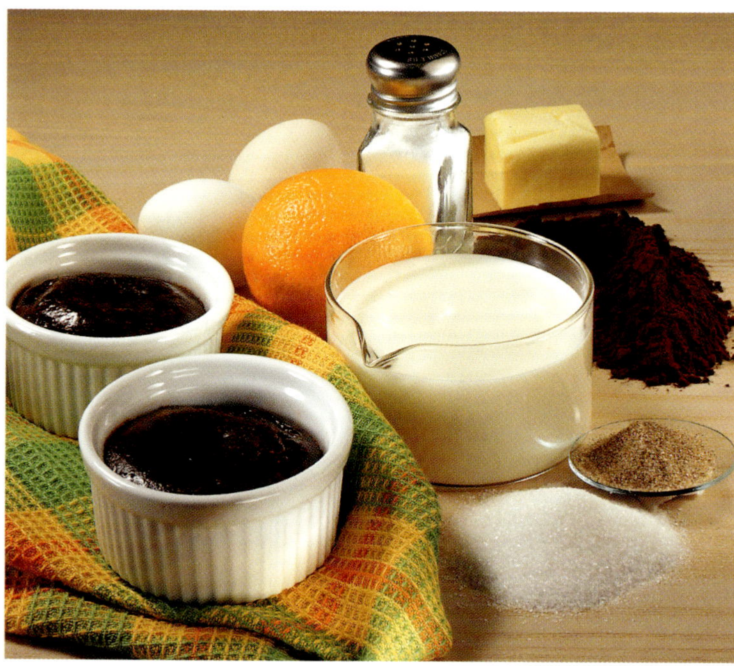

Über die Autorin

Elisabeth Lange hat Ernährungswissenschaft studiert und lebt heute als freie Jounalistin in Hamburg. Sie hat sich als Buchautorin auf Ernährungsratgeber und Kochbücher spezialisiert.

Literatur

Kaspar, Heinrich: Ernährungsmedizin und Diätetik. 8. Auflage. Urban und Schwarzenberg. München 1996
Kovàcs, Dr. med Heike/Preuk, Monika: Die natürliche Darmsanierung. Südwest Verlag. München 1997
Kunz, Benno: Grundriss der Mikrobiologie. Behr's Verlag. Hamburg 1994
Renner, Edmund: Lexikon der Milch. Volkswirtschaftlicher Verlag. München 1988

Produktnachweis

Bestellanschrift für den löslichen Ballaststoff Inulin
ArteFakt-Marktplatz
Am Bogen 5 • 27412 Wilstedt
Tel: 04 28 3/98 20 86 • Fax: 04 28 3/98 20 87

Anmerkung der Redaktion

Sie haben es sicher gemerkt, dass wir diesem Buch die neuen amtlichen Rechtschreibregeln zu Grunde/zugrunde gelegt haben.

Hinweis

Das vorliegende Buch ist sorgfältig erarbeitet worden. Dennoch erfolgen alle Angaben ohne Gewähr. Weder Autorin noch Verlag können für eventuelle Nachteile oder Schäden, die aus den im Buch gemachten praktischen Hinweisen resultieren, eine Haftung übernehmen.

Bildnachweis

Albrecht Dirk, Meinerzhagen: 31, 32, 44, 56-94; Bilderberg, Hamburg: 28 (Chr. v. Alvensleben); Institut für Lebensmitteltechnologie, Stuttgart: 6; Südwest Verlag, München: Titel, 1, 19, 50, 53 (Karl Newedel), 52 (Christian Kargl), U4; Tony Stone, München: 5 (Sarah Turton), 8 (Philip & Karen Smith)

Impressum

Redaktion:
Ulrich Ravens,
Dr. Judith Schuler

Rezepteredaktion:
Norbert Müller

Projektleitung:
Stephanie Wenzel

Redaktionsleitung:
Dr. med. Christiane Lentz

Bildredaktion:
Ute Schoenenburg

Produktion: Manfred Metzger

Umschlag:
Heinz Kraxenberger, München

Layout:
Klaus Lutsch

DTP: Klaus Lutsch

Druck:
Color-Offset, München

Bindung:
R. Oldenbourg, München

Printed in Germany

Gedruckt auf chlor- und säurearmem Papier

ISBN 3-517-07517-5

Sachregister

Rezepteregister